DELIUS KLASING

BJÖRN KAFKA

SCHNELLER AM BERG MIT DEM MOUNTAINBIKE

DELIUS KLASING VERLAG

Folgende Bücher von Björn Kafka sind bislang im Delius Klasing Verlag erschienen:
Functional Fitness Outdoor
Functional Fitness ohne Geräte
Functional Fitness (mit Olaf Jenewein)
Functional Fitness für Läufer (mit Olaf Jenewein)
Functional Fitness für Radsportler (mit Olaf Jenewein)
Functional Fitness für Triathleten (mit Olaf Jenewein)
Functional Fitness Schlingentraining (mit Olaf Jenewein)
In 90 Tagen fit für die Transalp (mit Christoph Listmann)

Bibliografische Information der Deutschen Nationalbibliothek
Die Deutsche Nationalbibliothek verzeichnet diese Publikation
in der Deutschen Nationalbibliografie; detaillierte bibliografische
Daten sind im Internet über http://dnb.dnb.de abrufbar.

1. Auflage
ISBN 978-3-667-10458-8

Lektorat: Mathias Müller
Buchgestaltung: Arndt Knieper
Fotos Innenteil: Markus Greber, Robert Niedring, Björn Kafka und Henning Angerer
Titelfoto: Yuri Arcurs/PeopleImages.com
Illustrationen: Thomas Thiesen
Reproduktionen: scanlitho.teams, Bielefeld
Gesamtherstellung: Print Consult, München
Printed in Slovakia 2016

Delius Klasing Verlag, Siekerwall 21, D-33602 Bielefeld
Tel.: 0 521 / 5 59 - 0, Fax: 0 521 / 5 59 - 115
E-Mail: info@delius-klasing.de • www.delius-klasing.de

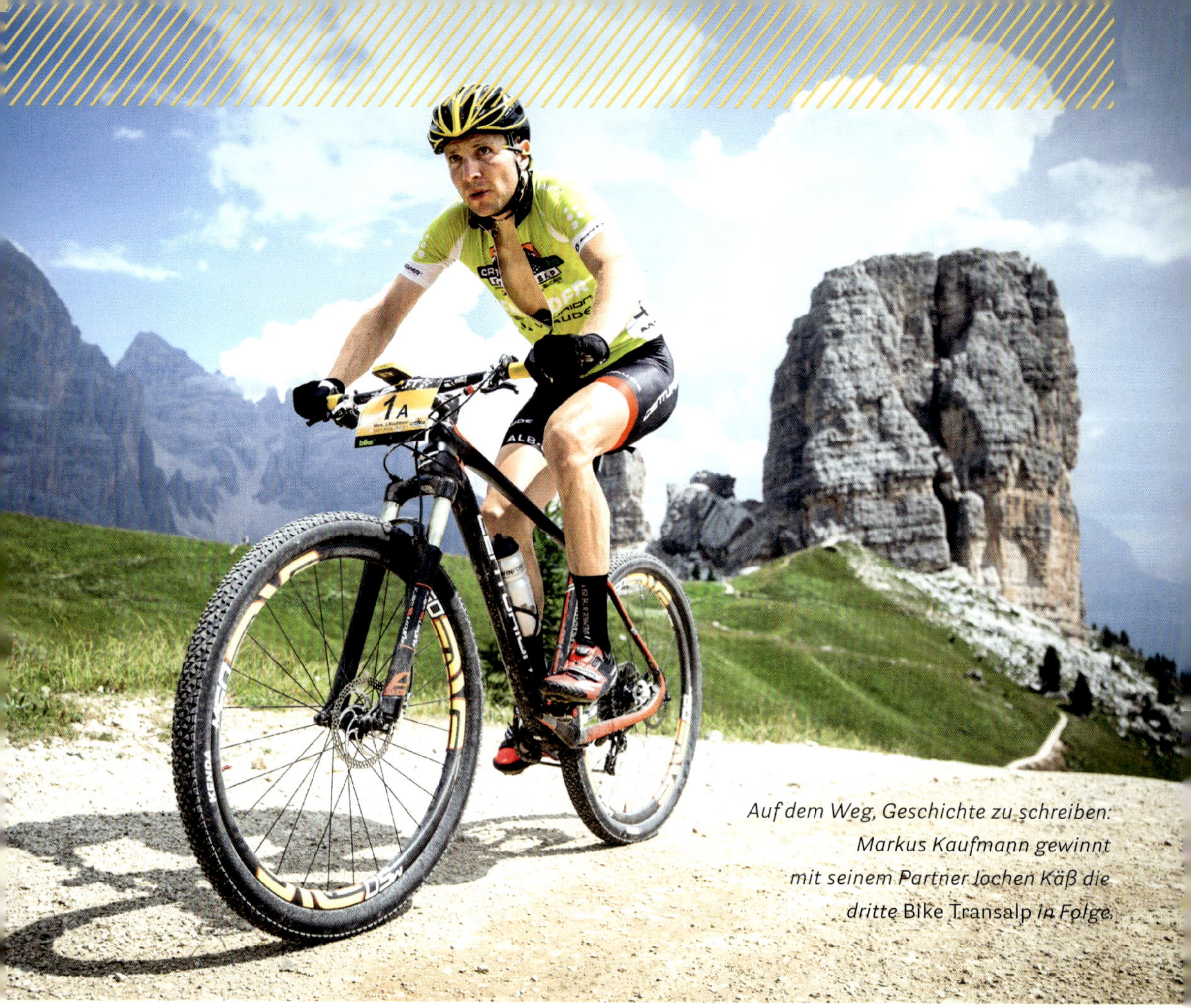

Auf dem Weg, Geschichte zu schreiben: Markus Kaufmann gewinnt mit seinem Partner Jochen Käß die dritte Bike Transalp *in Folge.*

Jeder kann Berge

Kennen Sie dieses Gefühl, dass Sie wie eine schlaffe Luftmatratze über den Lenker hängen, wenn es bergauf geht? Kennen Sie die Angst, wenn sich die Serpentinen vor Ihnen auftürmen. Ich kenne das alles nur zu gut und erinnere mich genau an welchem Tag ich dieses Gefühl das erste Mal hatte. An einem heißen Julimorgen in den französischen Alpen sollte meine ersten Bergfahrt stattfinden. Zuvor saß ich mit meinen drei Freunden 15 Stunden im Auto, um mit einem Anhänger und vier Rädern zur *Tour de France* zu gelangen. Wir suchten uns einen 13 Kilometer langen Berg aus, der im Mittel acht Prozent aufwies. Für mich waren diese Zahlen vollkommen abstrakt. Ich kannte nur Gegenwind, denn in Nordfriesland erhebt sich der höchste Hügel gerade mal auf 48 Meter. Schon nach den ersten Metern im Anstieg pfiff die Lunge, der Rücken schmerzte und meine Beine bekamen die Pedalen kaum noch herum. Ich kämpfte, fluchte und erreichte den

Gipfel vollkommen erschöpf. Zwei Stunden später raste Bjarne Riis den Berg empor, als wäre dieser eine brettflache Autobahn. Wie konnte das sein? Wie konnten Menschen scheinbar mühelos diese Rampen hochfahren? Natürlich waren zu dieser Zeit (1996) viele Medikamente in den Blutbahnen der Sportler, aber selbst ohne die künstlichen Schnellmacher vollbrachten diese Athleten Erstaunliches. 20 Jahre später trainiere ich, zusammen mit meinem Partner Clemens Hesse, genau diese Art Sportler: die besten Fahrer der Welt, sowohl auf dem Mountainbike oder Rennrad. Allen voran gilt Markus Kaufmann als der stärkste Biker am Berg. Er dominiert seine Konkurrenz an den Anstiegen. Nicht umsonst gewann der Mann aus Meckenbeuren drei Mal in Folge die *Bike Transalp*. Jetzt fragen Sie sich: der Kaufmann werde ich nie werden, was hat das Buch mit mir zu tun? Glauben Sie mir: Kaufmann fing auch einmal bei Null an. In diesem Buch möchte ich Sie ein Stück weit zum Bergfahrer transformieren. Ich möchte Ihnen die Angst vor dem Anstieg nehmen. Ich zeige ein wenig, wie das komplette Centurion-Vaude-Team zu einer Übermacht an den Anstiegen werden konnte. Dazu zählt Training, Ernährung, die richtige Einstellung und vor allem Konsequenz.

Eine Handvoll Reis und zehn Stunden trainieren?

Dazu müssen Sie nicht Ihr komplettes Leben umkrempeln, von einer Handvoll Reis leben und zehn Stunden am Tag trainieren. Es geht vielmehr um das komplexe Zusammenspiel von Ernährung, Ausdauer- und Krafttraining. Sie werden sehen, dass es gar nicht so schwer ist.

Wie immer möchte ich mich am Ende eines Vorwortes bei allen, die während des Schreibprozesses halfen, bedanken: Bei meiner Frau und meinen Kindern, die die nächtlichen Schreibattacken ertragen mussten. Bei meinem Grafiker, Arndt Knieper, der wie immer ein tolles Design auf diese Seiten zauberte. Clemens Hesse, den anderen Kopf von HesseKafka, der mit seinem Fachwissen viel Input lieferte. Und natürlich Markus Kaufmann für seine Hilfe in jedem einzelnen Kapitel, und dem ganzen Team Centurion Vaude, das uns seit drei Jahren so viel Vertrauen schenkt. Jetzt aber genug, legen Sie los.

Ihr Björn Kafka

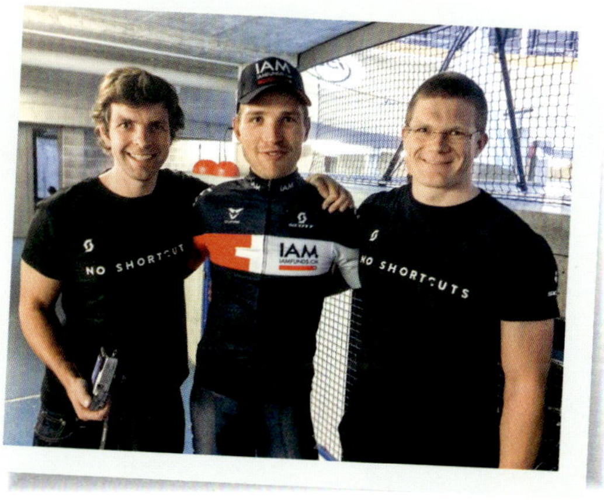

Stundenweltrekord mit 51,850 Kilometer: Björn Kafka, Matthias Brändle und Clemens Hesse freuen sich über die Bestmarke (v.l.n.r.).

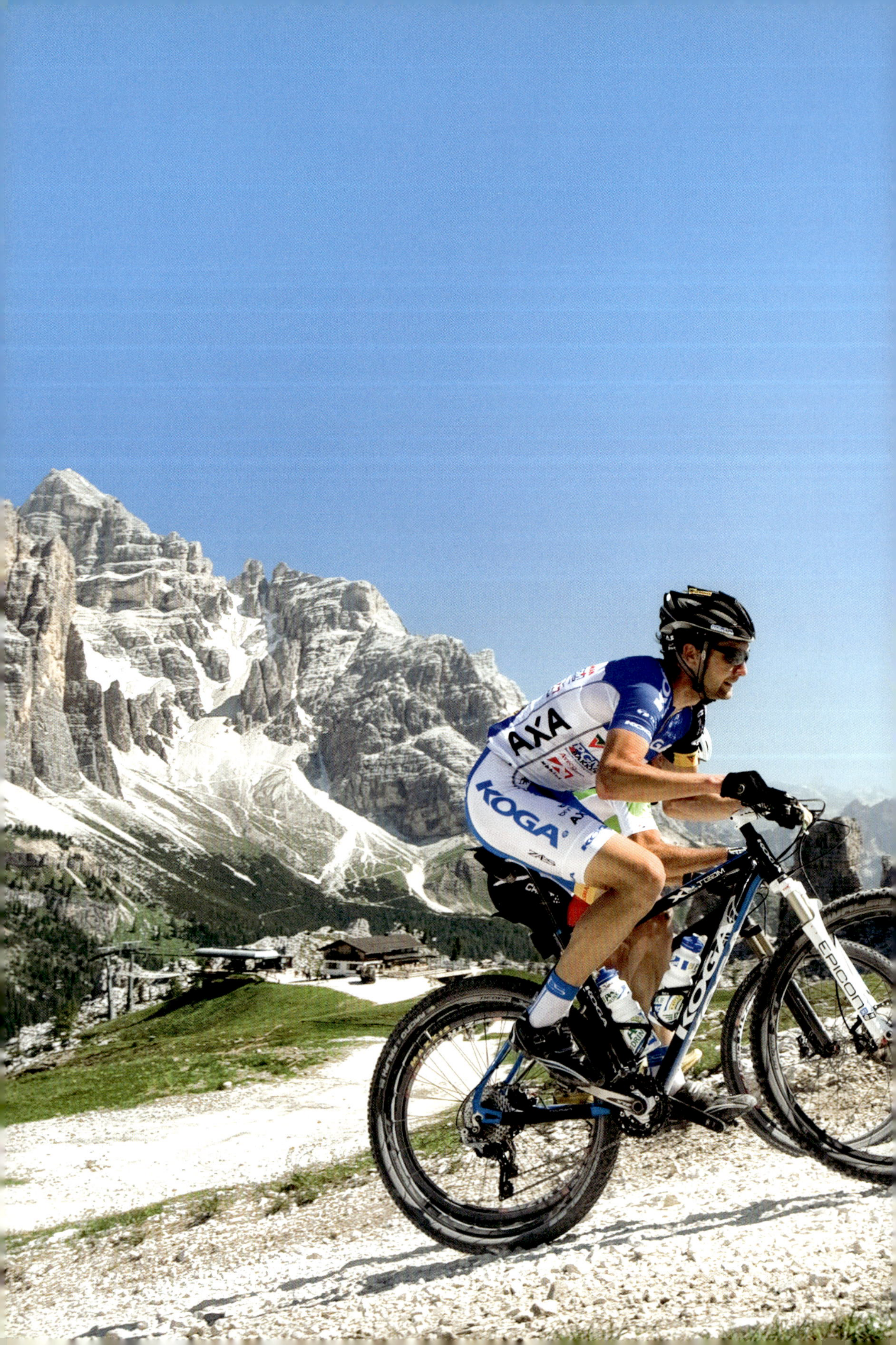
AXA
KOGA
KOGA
EPICON

EINLEITUNG

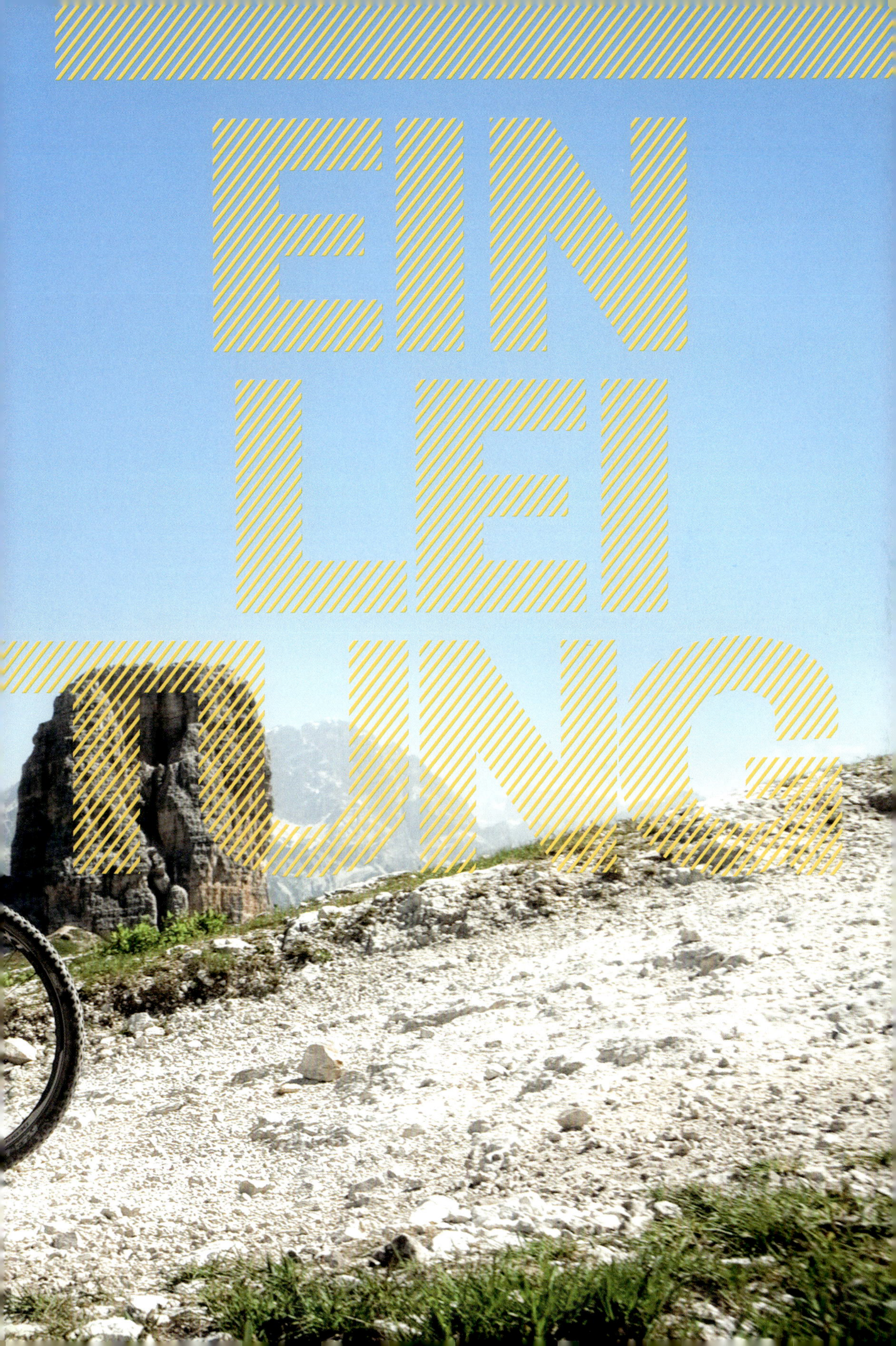

Wie fit bin ich?

Die Musterung war vor der Abschaffung der Wehrpflicht ein bedeutsamer Termin für volljährige Männer. Eine Art kleine Musterung haben wir jetzt mit Ihnen vor, denn der Start in das folgende Trainingsprogramm ist ein Leistungstest. Genauer gesagt, zwei Leistungstests, nämlich jeweils einen für beide Trainingsmittel – auf dem Bike und für die Functional-Fitness-Übungen. Damit Sie im laufenden Training regelmäßig sehen, wo Sie stehen, integrieren wir zusätzlich einen Selbsttest ins Programm. Dazu brauchen Sie nur einen 5 bis 10 Minuten langen Hausberg, den wohl jeder Biker hat – doch dazu später mehr.

Leistungsdiagnostik

Bevor Sie mit dem Bergtraining starten, sollten Sie etwas Geld in eine Leistungsdiagnostik investieren. Sie erhalten dadurch Ihre genauen Werte für Herzfrequenz-, besser aber wattgesteuertes Training sowie die Trainingsbereiche, mit denen wir im Buch arbeiten. Alle anderen Methoden, die eigene Leistung zu bestimmen, sind ungenau und wenig hilfreich. Eine komplexe Leistungsdiagnostik (KLD) bieten darauf spezialisierte Institute oder auch der Sportarzt an. Wichtigste Kennzahlen sind dabei die relative Leistung, die maximale Leistung sowie Körpergewicht, Sauerstoffaufnahme und Lakatbildungsrate. Eine gute und aussagekräftige KLD kostet um die 200 Euro. Achten Sie darauf, dass auch die Lakatbildungsrate bestimmt wird, da diese Kennzahl zeigt, wie ökonomisch Sie mit Kohlenhydraten umgehen und wie lange Sie im roten Bereich fahren können. Weiterhin überprüft eine KLD den Körperfettanteil.

Bei einer Leistungsdiagnostik geht es um:

- Das Aufzeigen der Laktatbildungsrate
- Die Bestimmung der aktuellen Belastbarkeit
- Die Bestimmung der aktuellen Leistungsfähigkeit
- Die Festlegung der individuellen Schwellen
- Die Festlegung der einzelnen Trainingsbereiche

Die Farbnavigation
Wir unterscheiden bei den Trainingsvorschlägen drei Leistungsklassen.

ANFÄNGER
FORTGESCHRITTENER
PROFI

Über eine Farbnavigation finden Sie sich schnell im Buch zurecht. Die Farben kennen Sie vom Skigebiet: Blau bedeutet Einsteiger, Rot ist gleich Fortgeschrittener und Schwarz steht für den Experten.
Die gleichen Farben kennzeichnen auch das Functional-Fitness-Training, wobei es nicht ungewöhnlich wäre, wenn Sie sich als Biker auf Niveau Schwarz ein-

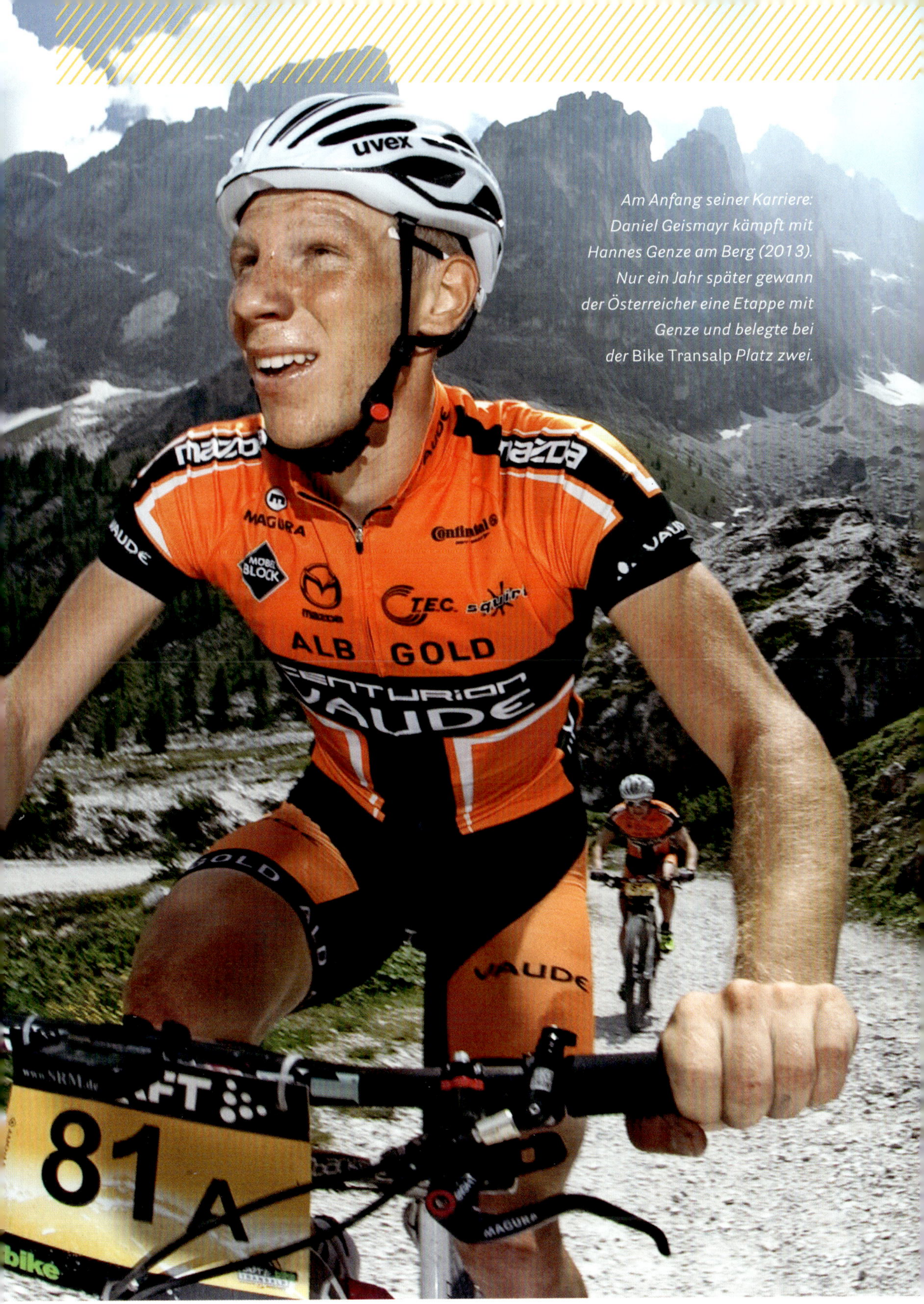

Am Anfang seiner Karriere: Daniel Geismayr kämpft mit Hannes Genze am Berg (2013). Nur ein Jahr später gewann der Österreicher eine Etappe mit Genze und belegte bei der Bike Transalp *Platz zwei.*

ordnen, beim Functional Fitness aber auf Niveau blau einsteigen.

Einordnung in Leistungsklassen

In die Leistungsklasse (Farbe) sollen Sie sich selbst einordnen. Die Leistungsklasse hat Einfluss auf Dauer und Intensität des Trainings, also beurteilen Sie sich ehrlich und nicht zu optimistisch. Es gibt verschiedene Bewertungsmöglichkeiten:

Einordnung laut KLD-Ergebnis

Durch eine Leistungsdiagnostik erhalten Sie Ihre persönliche Schwellenleistung schwarz auf weiß. Die Schwellenleistung definiert man am besten als den Bereich, den man mit konstanter Leistung/Belastung etwa 40 Minuten lang fahren kann. In der Ebene zählt vorwiegend die absolute Leistung, je hügliger es wird, desto mehr kommt es auf die relative Leistung an. Je leichter man ist, desto höher muss die relative Leistung sein!

ABSOLUTE LEISTUNGEN(75KG BIKER):
150–225 Watt = 🟦
225–300 Watt = 🟧
über 300 Watt = ⬛

RELATIVE LEISTUNGEN (Watt/kg):
2–3 = 🟦
3–4 = 🟧
ab 4 = ⬛

Einordnung ohne Leistungsdiagnostik

Auch wenn Sie keine Werte einer KLD vorliegen haben, können Sie sich in Ihre Trainingsklasse einordnen. Dazu brauchen Sie einen Radcomputer mit Herzfrequenz- und Höhenmesser und Ihr Bike. Fürs Ermitteln der Kilometer pro Stunde ist ein Rennrad bzw. ein Bike mit Slicks nötig, weil der Test auf Asphalt gefahren werden soll.

HÖHENMETER pro Stunde:
300–650 Hm = 🟦
650–1000 Hm = 🟧
mehr als 1000 Hm pro Stunde = ⬛

KILOMETERLEISTUNG (Durchschnittstempo) in einer Stunde flach (am besten mit Rennrad/Slicks auf der Straße ermitteln):
24–28 Kilometer = 🟦
28–35 Kilometer = 🟧
mehr als 35 Kilometer in einer Stunde = ⬛

DIESE TRAININGSUMFÄNGE müssen Sie in Ihre Arbeitswoche integrieren:
🟦 = 3–7 h Training/Woche
🟧 = 5–8 h Training/Woche
⬛ = 5–10 h Training/Woche

So funktioniert der Test

Jeder Biker hat einen Hausberg. Dieser hilft bei der Analyse des eigenen Leistungsstands. Für das kurze Bergzeitfahren brauchen Sie Pulsmesser, Tacho und Höhenmesser beziehungsweise fixe Wegpunkte (gedachte Start/Ziellinie). Nach einer 20-minütigen Einrollphase gehen Sie mit fliegendem Start in den Berg und beginnen die Zeitmessung exakt an der Linie. Mindestens fünf Minuten lang sollte dieser Anstieg sein, möglichst frei von fahrtechnischen Schwierigkeiten, im Prinzip eignet sich ein Forstweg oder Asphaltanstieg am besten. Auf der Ziellinie stoppen Sie die Zeit. Wer es genauer wissen will, fährt mit Watt-Messung oder errechnet seine Leistung. Wer diesen Test alle acht Wochen wiederholt, sieht ob er Fortschritte im Training erreicht hat.

Und wo stehen Sie?

Leistungsvergleich Bikeprofi ■ zu Hobbyradler ■

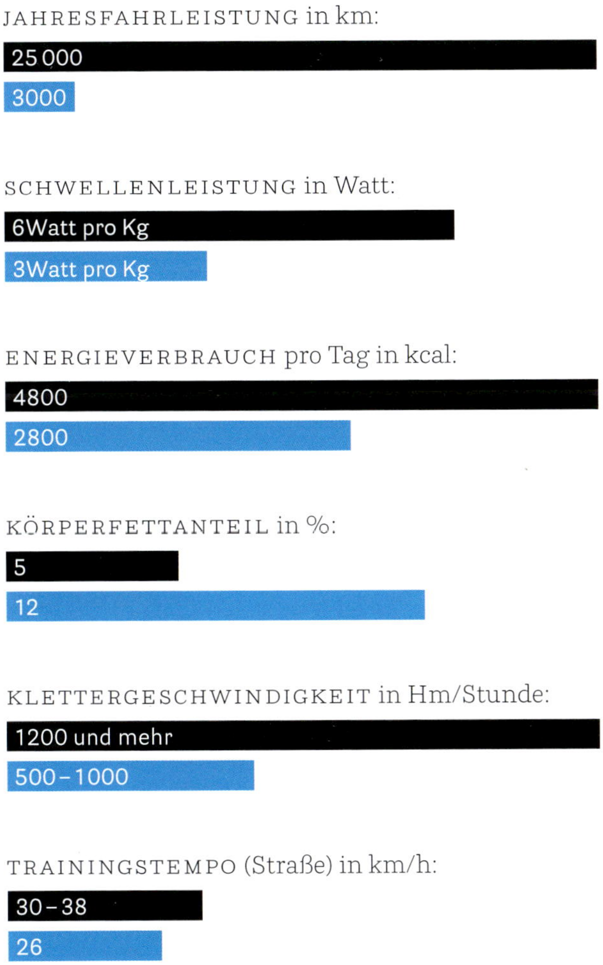
JAHRESFAHRLEISTUNG in km:
25 000
3000
SCHWELLENLEISTUNG in Watt:
6Watt pro Kg
3Watt pro Kg
ENERGIEVERBRAUCH pro Tag in kcal:
4800
2800
KÖRPERFETTANTEIL in %:
5
12
KLETTERGESCHWINDIGKEIT in Hm/Stunde:
1200 und mehr
500–1000
TRAININGSTEMPO (Straße) in km/h:
30–38
26

Am Anfang und Ende steht das Mitochondrium

Mehr Mitrochondrien bedeuten mehr Leistung. Diese Gleichung ist einfach. Was aber hat es mit diesen Mitochondrien auf sich? Warum kann mit diesen Mitochondrien mehr Leistung erzielt werden?

Was sind Mitochondrien?

Mitochondrien sind die sogenannten Kraftwerke der Zellen. Sie sind Zellorganellen, die unter anderem für die Produktion von ATP (Adenosintriphosphat) verantwortlich sind. ATP ist der Energieträger, den unsere Zellen benötigen, um zu funktionieren. Eine höhere Bildungsrate der Mitochondrien (Biogenese) in der Muskulatur erhöht die aerobe Kapazität – entscheidend für den Ausdauersport.
In unseren Körperzellen gibt es nicht nur ein Mitochondrium, sondern tausende pro Zelle, von denen jedes einzelne individuell vom Energiebedarf der Zelle abhängig ist. Wie der Körper, der sich im ständigen Ab- und Aufbau befindet, befinden sich auch Mitochondrien in einem fortwährenden Prozess, in dem sie sich vermehren, verbrauchen, wachsen oder abbauen. Je größer der Energiebedarf einer Zelle, desto mehr Mitochondrien werden gebildet und umgekehrt. Das bedeutet ganz praktisch: Je mehr Energie Sie durch Ihre Muskulatur verbrauchen, desto mehr Mitochondrien bilden oder erhalten Sie.

Wie vermehren Sie Mitochondrien?

Erhöht sich der Energiebedarf oder sinkt die Energiezufuhr in den Zellen, wird ein Mechanismus aktiviert, der die Zelle schützt und die Energieproduktion erhöht. Dieser Mechanismus lässt sich stellvertretend durch das Enzym »AMP-aktivierte Kinase« (AMPK) messen. In Folge der Aktivierung dieses Schutzmechanismus wird unter anderem die Vermehrung der Mitochondrien veranlasst.

AMPK und Ausdauer

Wie der Name schon sagt, wird die AMPK durch das Adenosinmonophosphat (AMP) aktiviert. AMP ist ein Enzym, das in den Muskeln aktiviert wird, wenn große Mengen Adenintriphosphat (ATP) zur Energieversorgung während des Trainings benötigt werden. ATP besteht im Wesentlichen aus der Trägerstruktur Adenosin und drei Phosphatgruppen, die zur Energiefreisetzung abgespalten werden können. Genau diese Energie nutzt der Körper zur Energieversorgung. Eine wiederholte Aktivierung der AMPK führt zu verbessertem Transport von Fett und Zucker in den Muskel und die

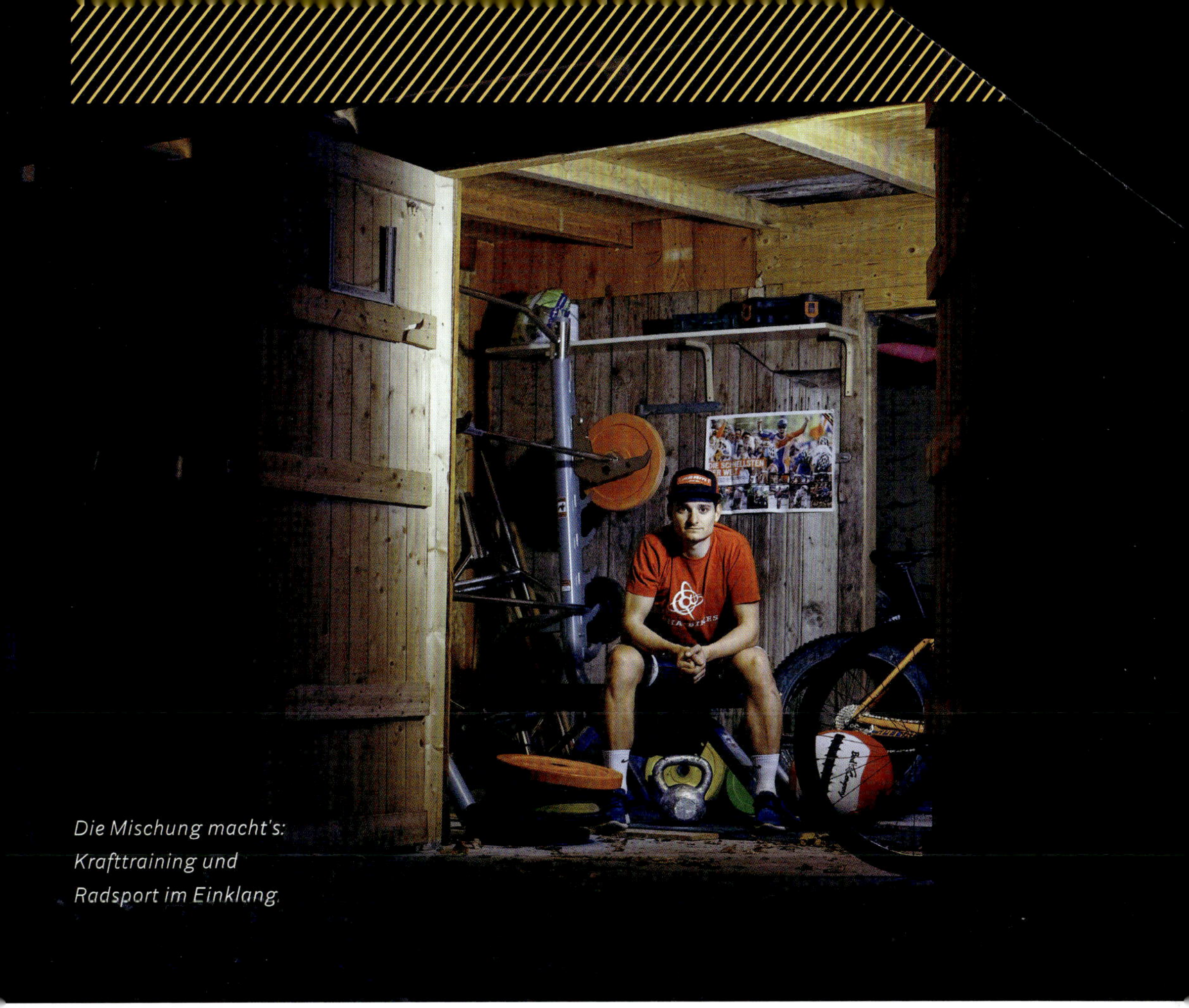

Die Mischung macht's: Krafttraining und Radsport im Einklang.

Erhöhung der Mitochondrien-Dichte. Was bedeutet das? Sie werden Ausdauernder. Die Aktivierung der AMPK im Muskel ist eines der Hauptziele des Ausdauertrainings.

Mitochondrien-Vermehrung in der Praxis

Grundsätzlich gibt es zwei Wege die mitochondralen Biogenese anzuregen. Beide wirken auf das Energieniveau der Zelle ein und sollten Hand in Hand gehen: das passende Training und die Reduktion von Nahrung, insbesondere von Kohlenhydraten.

Neben dem oben bereits erklärten Training ist es also vor allem das richtige Essen, das Sie schneller macht. Die Ernährung ist der Aspekt, der beim Training am wenigsten Beachtung findet. Ich habe oft beobachtet, dass nur eine Änderung in der Nahrung (zum Beispiel als ich Karl Platts Ernährung 2015 anpasste), eine erhebliche Steigerung der Leistungsfähigkeit bewirkt. Dabei musste sich Platt keineswegs kasteien, vielmehr ging es um das Timing der Makronährstoffe Fett, Kohlenhydrate und Proteine. Wenn Sie eine Stunde nach dem Ausdauertraining eine kohlenhydratreiche Mahlzeit oder einen kohlehydratreichen Snack zu sich nehmen, wird die AMPK gehemmt, und die Muskelglykogen-Speicher werden aufgefüllt.

Bedeutet das jetzt etwas, dass Sie nichts mehr essen sollten oder immer low carb futtern? Nein, denn eine reine low-carb-Ernährung ist nicht zielführend im Ausdauersport (siehe Ernährungskapitel).

K wird nach der Belastung ziemlich schnell abgeschaltet. Um eine maximale Wirkung zu erzielen, können Sie ein Ausdauertraining frühmorgens machen und das Frühstück kohlenhydratreduziert gestalten. Wie wäre es mit einem 30-minütigem Nüchternlauf?

Training in der Praxis

Die Wochenzeit bestimmt das Training. Je weniger Zeit Sie haben, desto härter sollten Sie trainieren. Der Grund: der Energiefluss erhöht sich in der Muskulatur. Und je mehr Energie fließt, desto mehr Reiz für eine Ausdaueranpassung setzen Sie. Aber Vorsicht: Immer nur draufhauen ist nicht sinnvoll, denn Sie können so Ihren Organismus schnell ins Ungleichgewicht bringen. Denken Sie an Galeerensklaven: Sie trainierten härter als jeder andere. Waren sie deshalb Supersportler? Nein, sie waren arme Schweine, deren Lebenserwartung nicht sonderlich hoch war. Aus diesem Grunde lege ich Ihnen ans Herz mit einem Wattmessgerät zu arbeiten. So können Sie genau die Trainingsbereiche ansteuern, ohne im Dunklen zu tappen. Mehr dazu finden Sie auf Seite 18.

Wie Ihr Training aussehen sollte

Radsportler, vor allem Hobbysportler, denken zu wenig an ihre allgemeine Athletik. Die Rumpfkraft hinkt den restlichen Fähigkeiten meist stark hinterher. Aus diesem Grunde finden Sie einen großen Block an Krafttraining in diesem Buch. Nur als kleiner Hinweis: Markus Kaufmann führte während seiner Transalpsiege nach den Etappen Kettlebellswings durch. Der Grund: durch die Streckung der Hüfte wirkte er der gebeugten Haltung entgegen, effektiver als mit klassischem Dehnen.

Das Ausdauertraining setzt sich aus den Bausteinen Grundlagen-, SweetSpot-, Schwellen- und VO_2max-Training zusammen. Die passenden Trainingsbereiche finden in der Tabelle auf Seite 18.

Intervalltraining

Clemens Hesse und ich bauen fast immer Intervalle in Trainingsfahrten ein, da sich dadurch der Energiedurchsatz erhöht und bessere Anpassungen stattfinden. Aus diesem Grunde möchte ich Ihnen das Intervalltraining näher bringen.

Intervalle sind per Definition erst solche, wenn mindestens zwei davon mit entsprechender Pause dazwischen gefahren wurden. Dazu muss meist eine gleichmäßige Leistung (Watt) über eine definierte Zeit produziert werden, sich dann – mehr oder weniger – erholen und das mehrmals wiederholt werden. Die Durchführung der geforderten »sauberen« Intervalle ist alles andere als banal, vor allem wenn Sie gerade damit beginnen strukturiert zu trainieren.

Intervallformen

SWEETSPOT (SS)-INTERVALLE: Die Intervalle finden unterhalb der Schwellenleistung statt, also dem Bereich in dem sich Laktatauf- und -abbau gerade noch die Waage halten. Eine Trainingseinheit könnte bespielweise lauten: 3 x 20 Min. SS. Das bedeute, dass Sie dreimal 20 Minuten in diesem Bereich fahren. Wenn Sie zum Beispiel zwei Stunden im Trainingsplan stehen haben, dann fahren Sie Grundlage und bauen die Intervalle ein. Die Pausenzeit zwischen den Intervallen beträgt etwa die halbe Dauer eines einzelnen Intervalls.

SCHWELLENBEREICHS (EB)-INTERVALLE: Die Intervalle finden im Bereich der Schwellenleistung statt, also der

Bereich in dem sich Laktataufbau und –abbau gerade noch die Waage halten. Eine Trainingseinheit könnte bespielweise lauten: 4 x 5 Min. EB. Das bedeutet, dass Sie viermal fünf Minuten in diesem Bereich fahren. Wenn Sie zum Beispiel zwei Stunden im Trainingsplan stehen haben, dann fahren Sie Grundlage und bauen die Intervalle ein. Die Pausenzeit zwischen den Intervallen beträgt hier die halbe bis ganze Dauer eines Intervalls.

VO_2MAX-INTERVALLE: Die Intervalle im Bereich der maximalen Sauerstoffaufnahme sind sehr fordernd. Sie finden, je nach Laktatbildungsrate des Sportlers, zum Teil weit über der Schwellenleistung statt. Sie können diese Intensität etwa fünf Minuten am Stück fahren. Aus diesem Grund sollten Sie kurze Intervalle fahren. Eine Trainingseinheit könnte bespielweise lauten: 3 x 3 Min. 30/30 Sek. Das bedeutet, dass Sie drei Minuten lang jeweils mit 30 Sekunden VO_2max-Leistung fahren, gefolgt von 30 Sekunden Grundlage. Die Pausenzeit zwischen den Intervallen beträgt hier die einfache bis doppelte Dauer eines Intervallblocks. Leistungsgesteuertes Training ist im Profi-Radsport gang und gäbe.

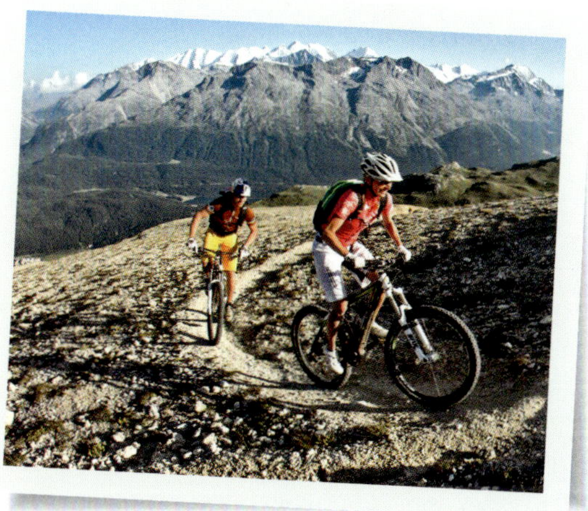

Intervalle sind wie das Salz in der Suppe: Sie steigern die Fitness schneller als lange Einheiten.

Was verbirgt sich hinter dieser Form der Trainingssteuerung und welchen Nutzen können Hobby-Biker daraus ziehen?

Watttraining gehört zu den Grundbausteinen des optimierten Trainings. Wieso? Stellen Sie sich folgendes Szenario vor: Es läuft nicht. Egal wie oft Sie die Welle auf der Hausrunde hochfahren – die Reifen scheinen wie angeklebt. Dabei sieht die Steigung nach nichts aus. Dennoch sinkt die Geschwindigkeit und Ihr Herz rast. Sind Sie etwa nicht in Form? Ihr Tacho wird Ihnen das nicht verraten.

Steigungen, Rücken- oder Gegenwind, Material und Bodenbeschaffenheit machen es unmöglich, von der Geschwindigkeit auf die Leistung zu schließen. Etwas besser spiegelt die Herzfrequenz den Grad der Anstrengung wieder. Doch leider gibt sie keine Auskunft darüber, auf welchem Niveau Sie sich bewegen. Nur Kreisklasse, schon Oberliga oder doch Bundesliga? Der Pulsmesser kann das nicht beantworten.

Wer es genau wissen möchte, landet bei Powermetern. Diese Messgeräte zeichnen die mechanische Leistung (in Watt) auf, die auf die Kette gebracht wird. Profis trainieren schon seit Jahren nach Watt. Aber auch ambitionierte Biker können aus dem Watt-Training ihre Vorteile ziehen: Im Vergleich mit der Herzfrequenz ist die Leistung eine unbestechliche Größe. Wer mit 200 Watt Dauerleistung den Anstieg hochschnauft, spielt (bei angenommenen 70 kg Körpergewicht) in der Kreisklasse. Wer bei gleichem Gewicht dauerhaft 400 Watt drückt, kämpft in der Bundesliga (s. Kasten unten). Doch welchen Nutzen hat das für Ihr Training? Anders als beim Puls entstehen beim Watt-Training keine Verfälschungen. Die Herzfrequenz unterliegt verschiedenen Faktoren. »Temperatur, Wasserverlust, Stress und Ernährung haben einen großen Einfluss auf den Puls«, sagt Clemens Hesse. Wer bei 37 °C seine Hausrunde abfährt, wird sicher einen höheren Puls als bei 20 °C haben, obwohl die Leistung gleich ist.

Das heißt: Leistung und Herzfrequenz stehen nicht immer im gleichen Verhältnis. Die Leistung ist ein objektiver und daher neutraler Kennwert. Das zeigt sich auch beim Intervalltraining. Wenn ein Biker ein 10-minütiges Intervall nach einer festgelegten Herzfrequenz trainiert, wird er am Anfang zu schnell fahren und zum Ende hin langsamer werden – denn die Herzfrequenz reagiert träge auf die Belastung (siehe Grafik unten). »Mit der Herzfrequenz kann man sich über oder unterschätzen«, so Hesse. Das passiert nicht mit einem Powermeter. Wer damit sein Intervall abfährt, wird von der ersten bis zur letzten Sekunden sehen, ob er im richtigen Leistungsbereich fährt. Dennoch, das Zusammenspiel von Herzfrequenz und Watt ist ein wichtiger Baustein in der Trainingsanalyse. Wer über einen längeren Trainingszeitraum seine Leistung bei gleich bleibender Herzfrequenz erhöht, der hat sich verbessert. Somit bilden die beiden Werte den Trainingszustand und die Entwicklung ab. Um diese Entwicklung jedoch zu erkennen, bedarf es einiger Analyse-Stunden vor dem Computer. Und das ist der entscheidende Vorteil des Watt-Trainings: objektive Daten zu gewinnen, die aber richtig interpretiert werden müssen.

Neues Training

Wie beim Pulstraining müssen Sie Ihre individuellen Trainingsbereiche festlegen. Ausgangspunkt für die Bestimmung der Bereiche ist eine funktionelle Dauerleistungsgrenze, die mit dem maximalen Laktatgleichgewicht, beziehungsweise einer individuellen anaeroben Schwelle

HERZFREQUENZEN

RE	G1	G2	EN	SB
REGENERATION	GRUNDLAGEN 1	GRUNDLAGEN 2	ENTWICKLUNG	SPITZENBEREICH
50–60 % der *max. Herzfrequenz*	*60–70 %* der *max. Herzfrequenz*	*70–80 %* der *max. Herzfrequenz*	*80–90 %* der *max. Herzfrequenz*	*90–100 %* der *max. Herzfrequenz*
Im Kompensationsbereich verbessert sich die lokale Durchblutung. Der Abbau von zerstörtem Muskelgewebe wird beschleunigt. Ideal nach Wettkämpfen.	*G1-Läufe sollten in möglichst flachem Gelände gelaufen werden. Versuchen Sie, möglichst gleichmäßig das Tempo zu halten.*	*Erhöhung der Kapilarisierung: Damit kann Ihr Muskel besser mit Sauerstoff versorgt werden. Dieser Bereich wird Ihr Haupttrainingsbereich werden.*	*Mit den Trainingseinheiten im Entwicklungsbereich optimieren Sie Ihren aerob-anaeroben Bereich (Schwellenleistung). Ideal für Sportler, die auch an Wettkämpfen teilnehmen.*	*Das Training findet im Renntempo statt – die Laktat-Toleranz verbessert sich. Dieses Training ist sehr hart und sollte nur wenige Minuten betragen (in Intervallen).*

korrelieren sollte. Diese findet sichbei der Leistung, die Sie maximal eine Stunde halten können. Um Ihre Dauerleistungsgrenze zu finden und Trainingsbereiche zu erhalten, sollten Sie eine Leistungsdiagnostik machen.

Nicht so exakt, aber dennoch anwendbar, ist ein 20-minütiges Trainingszeitfahren. Grob fünf Prozent unter der durchschnittliche Leistung (Watt), die Sie dort erbringen, liegt Ihre Schwellenleistung. Nachdem Sie die Dauerleistungsgrenze ermittelt haben, teilen Sie Ihre Daten in die Leistungsbereiche ein (siehe Seite 12). Damit haben Sie, wie beim Puls-Training, die Leistungsbereiche abgesteckt. Nur, dass Sie während des Trainings jetzt auf Ihre Leistung schauen, anstatt auf Ihr Herz zu hören.

BELASTUNGSBEREICHE WATT-TRAINING

Kompensationsbereich	bis zu 55 % der Schwellenleistung
Grundlagenbereich 1	bis zu 77 % der Schwellenleistung
Grundlagenbereich 2	bis zu 90 % der Schwellenleistung
SweetSpot	90–95 % der Schwellenleistung
Entwicklungsbereich	95–105 % der Schwellenleistung
VO_2max	über 115–130 % der Schwellenleistung

Der beste Weg, seine Schwellenleistung zu bestimmen, ist eine physiologisch begründende Leistungsdiagnostik. Nutzen Sie eine solche Diagnostik, denn sie wird Sie schneller machen als jedes noch so teure Teil, das Sie an Ihr Bike schrauben können (mit Ausnahme von Motoren).

Leistung und Leistungsklassen

Leistung (englisch: power): Als physikalische Größe berechnet sich die Leistung aus Arbeit (Kraft x Weg) und der Zeit, in der diese verrichtet wird. Die Maßeinheit für Leistung ist Watt, ganz gleich ob Staubsauger, Mikrowelle oder Radsportler. Angenommen ein Biker muss 100 Höhenmeter erklimmen, benötigt er dafür eine bestimmte Menge Energie. Wie viel er davon braucht, hängt von der Distanz, der Steigung, der Geschwindigkeit und vom Gesamtgewicht von Biker und Rad ab. Bis zu einer gewissen Geschwindigkeit ist es zu vernachlässigen, wie lange der Fahrer bergauf braucht – die Menge an Energie bleibt immer gleich. Anders verhält es sich mit der Leistung. Wer doppelt so schnell den Berg erklimmt, verzweifacht mindestens seinen Leistungsausstoß.

Die mechanische Leistung, die uns bergauffahren lässt, ist dabei weitaus geringer als die Gesamtleistung, die ein Radfahrer erbringt. Von der Gesamtleistung benutzen wir nur knapp ein Viertel zum Vortrieb. Der Rest wird an anderer Stelle gebraucht oder als Wärme abgegeben und heizt die Umwelt auf.

Wer bringt was?

Wie im Motorsport gibt es verschieden starke Motoren. Ausgehend von der maximalen Dauerleistung über eine Stunde bei einem 75 Kilogramm schweren Mann:

Freizeit-Biker: 150 Watt
Guter Hobby-Fahrer: 225 Watt
Durchschnittl. Marathon-Fahrer: 300 Watt
Sehr guter Marathon-Fahrer: 375 Watt
Weltklasse-Profi: 420-450 Watt

Von welchem Pass träumen Sie?

Welche Alpenüberquerung schwebt Ihnen vor? Das Stilfser Joch, die Sella Ronda oder eine Extremtour mit 20 000 Höhenmetern von Garmisch nach Riva? Nicht selten warten an manchen dieser Anstieg knappe 1000 Höhenmeter am Stück auf Sie. Wer das noch nie versucht hat, kann sich kaum vorstellen, es zu schaffen. Dabei ist das gar nicht so schwer. Mit der richtigen Vorbereitung und Einstellung sind auch die großen Alpenpässe zu packen – für jeden, der hundert Kilometer flach rollen kann, ohne anschließend tot vom Rad zu fallen. Die Gangschaltung macht's möglich!

Entscheidend ist, am Berg flüssig zu treten – 80 Pedalumdrehungen pro Minute sind erstrebenswert. Man muss nicht gleich wie Markus Kaufmann mit fast 100 Umdrehungen den Berg raufnageln, auch wenn das ökonomischer ist. Viele Biker, auch erfahrene, würgen mit 40 und weniger Umdrehungen bergauf. Entsprechende Ritzel sind viel wichtiger als ein leichtes Fahrrad, denn das macht oft weniger als zehn Prozent des Gesamtgewichts von Rad und Fahrer aus – und das Gesamtgewicht ist es, was bergauf zählt. Ihre Tretleistung bestimmt das Tempo, also wie viel Watt Sie pro Kilogramm Gesamtgewicht (W/kg) treten können. Anfänger erreichen meist nur 1,5 W/kg, Profis treten viermal so kräftig zu: mit bis zu über 6 W/kg. Die Regel lautet: Es gibt keine zu leichten Berggänge. Und der häufigste Fehler besteht darin, diese Regel zu missachten, nach dem Motto »ein 32er-Ritzel muss reichen«. Wer so denkt, wird leiden. Besser ist es, so viele Klettergänge ans Rad zu schrauben, wie technisch möglich ist. Ich empfehle Pass-Novizen Zweifachkurbeln in möglichst großer Übersetzung zu montieren (mehr dazu auf Seite 13). Solche Übersetzungen erlauben auf steilen Trails einen lockeren Tritt und damit auch weniger trainierten Radlern ausgedehnte Bergtouren.

Technisch sind Sie nun gewappnet. Der Rest ist vor allem Kopfsache. Am wichtigsten ist es, nicht zu verkrampfen, weder körperlich noch geistig und nicht zu schnell zu fahren. Die etwas andere Haltung am Berg verleitet dazu, zu verspannen und zu hart zu treten. Fahren Sie deshalb bewusst locker los. Visieren Sie das nächste Teilstück an, die nächste Kehre, nie den Gipfel. Scheren Sie sich nicht ums Tempo. Ja, es geht langsam hinauf. Na und? Entspannen Sie. Genießen Sie die, mit jedem Tritt, besser werdende Aussicht. Ist das nicht ein großartiger Tag?! Verinnerlichen Sie das und finden Sie Ihren eigenen, vernünftigen Rhythmus.

Der kleine Unterschied

Was unterscheidet das Fahren am Berg vom Rollen in der Ebene? Das Rad wird um

Totale Dominanz: Jochen Käss, Markus Kaufmann, Hermann Pernsteiner und Daniel Geismayr am Anstieg.

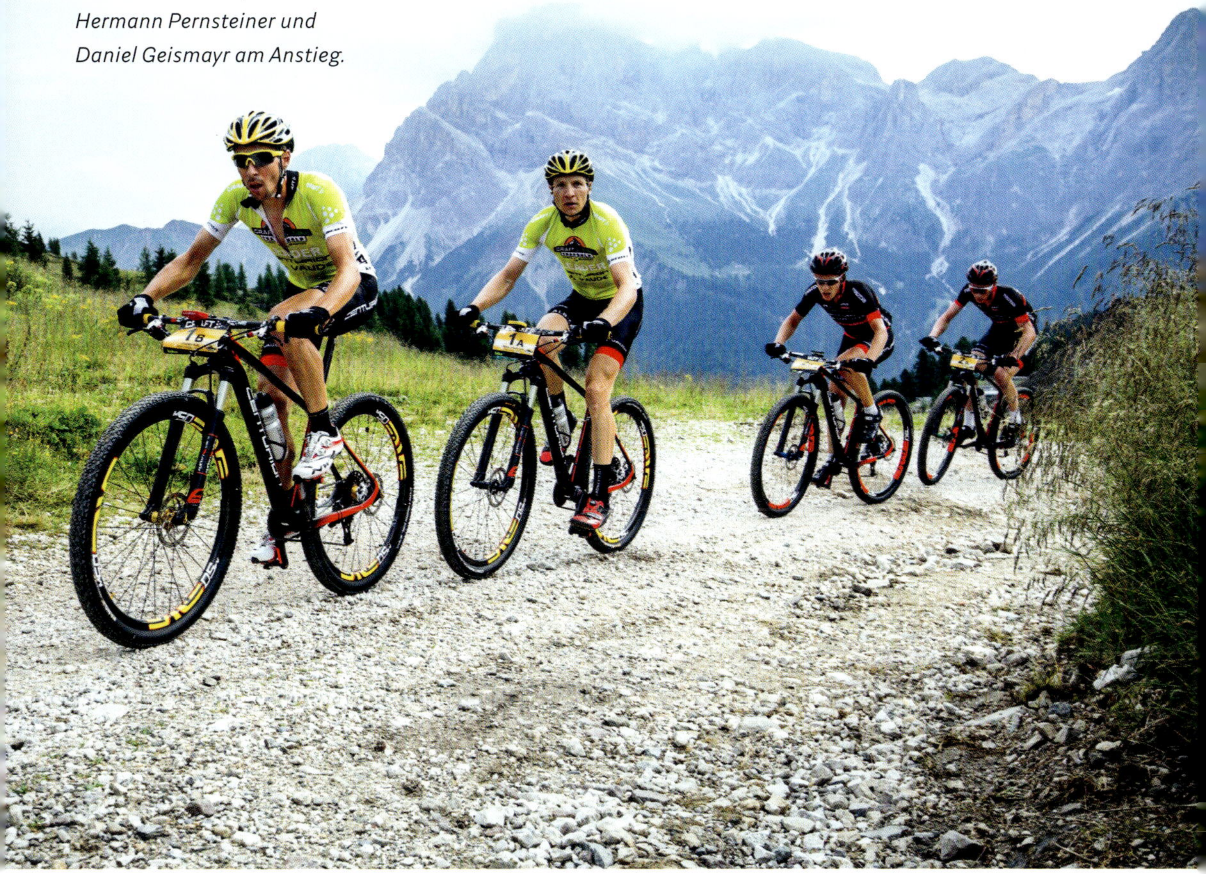

einige Grad gekippt. Zehn Prozent Steigung entsprechen 5,7 Grad Neigung. Das ist, auf dem Papier dargestellt, ein Witz. Auf der Straße reicht es aber, die enorme Wirkung der Erdanziehung deutlich zu spüren. An der Schräge wird ein Teil der Gewichtskraft von Rad und Fahrer zur Hangabtriebskraft. Diese beträgt bei 90 Kilogramm Systemgewicht (Fahrer plus Rad) und zehn Prozent Steigung bereits neun Kilogramm. Deshalb darf man, anders als in der Ebene, keinen Tritt auslassen. Trotzdem fährt man am Berg langsam, extreme Steilstücke erlauben sogar nur Schritttempo. Lassen Sie's geschehen, halten Sie das Gleichgewicht und belasten Sie sich nicht zu stark.

Die Bergfahrt unterscheidet sich von der Fahrt im Flachen auch dadurch, dass der Fahrer mit jedem Tritt beschleunigt. Dieser Effekt wird vor allem bei langsamer Fahrt konkret spürbar. In den Totpunkten der Kurbelstellung – oben und unten – bremst das Rad ab, in den Druckphasen wird es beschleunigt. Die Muskeln spüren die pulsierende Fahrt: Wissenschaftliche Studien zeigen, dass die optimale Trittfrequenz am Berg rund zehn Umdrehungen pro Minute (U/min) niedriger und etwas kraftvoller ist als in der Ebene; ein guter Schnitt liegt bei 80 U/min. Die optimale Frequenz ist auch abhängig von der absoluten Leistung. Wer weniger Kraft hat, kann etwas langsamer treten, hohe Leistungen erfordern höhere Trittfrequenzen.

Wenn man noch frisch ist, fühlt sich ein kraftbetonter, langsamer Bergtritt gut an. Der hohe Krafteinsatz belastet aber Muskeln, Bänder und Gelenke stark und leert außerdem schnell die wertvollen Glykogenvorräte. Daher übt man besser einen lockeren Klettertritt in einem passenden Gang, um auf eine Trittfrequenz von 80 U/min oder mehr zu kommen. Längeres Klettern erfordert jedoch nicht nur Kraftausdauer in den Beinen, sondern auch eine ebenso starke und ausdauernde Rumpfmuskulatur, weil der Rumpf das Widerlager für die Tretkraft bildet. Ist die Rumpfmuskulatur zu schwach, leidet der Rücken – was einem die schönste Kletterei vermiesen kann. Aus diesem Grund habe ich Ihnen ein Krafttraining zusammengestellt, das Rumpf- und Beinmuskulatur optimal für das Bergauffahren vorbereitet.

Wiegetritt

Wer alle paar hundert Meter kurz aus dem Sattel geht, lockert die Muskeln und hält sie an langen Anstiegen geschmeidig. Im Wiegetritt bewegt der Fahrer das Rad leicht von einer zur anderen Seite und bringt so den Körper in der Druckphase direkt übers Pedal. Der Körperschwerpunkt sollte dabei möglichst wenig bewegt werden, denn die Pendelbewegung braucht Kraft, die nicht dem Vortrieb dient. Für Hobbysportler sollte der Wiegetritt stets nur eine kurze Entlastung zum Fahren im Sitzen sein; Arme und Beine müssen den Körper im Wiegetritt stärker abstützen, das ist auf Dauer weniger ökonomisch – der Puls steigt, es wird mehr Energie als nötig verbraucht.

Einzelne Profis haben sich allerdings spezielle Techniken im Wiegetritt angeeignet, die sie auch über längere Strecken nutzen (ungeachtet dessen, was sie sonst noch so gemacht haben, um am Berg schneller zu fahren als die Gegner): Lance Armstrong zum Beispiel lehnte sich besonders weit vor, erhöhte damit zwar die Last für die Arme, konnte aber im Stehen ähnlich hohe Trittfrequenzen fahren wie im Sitzen. Marco Pantani fuhr sogar kilometerlang mit den Händen am Unterlenker im Wiegetritt bergan.

Die optimale Trittfrequenz im Stehen ist 10 bis 20 Umdrehungen pro Minute niedriger als im Sitzen. Diesen Effekt kann man sich zunutze machen, wenn der Berg unrhythmisch ist: Statt bei jeder Rampe zu schalten, kann man auch kurz aufstehen und so das Steilstück parieren. Außerdem dient der Wiegetritt auch zum Beschleunigen: Kurzfristig sind höhere Pedalkräfte als im Sitzen möglich – gut für Angriffe aller Art. Studien zeigen, dass der Wiegetritt die überlegene Technik ist, um für kurze Zeit hohe Leistung zu bringen. Üben Sie den Wiegetritt regelmäßig. Variieren Sie die Schwerpunktlage und den Griff am Lenker (mehr oder weniger stark vorlehnen), spielen Sie auch mit der Trittfrequenz und der Pendelbewegung des Rades. Ziel ist es, einen individuellen und ökonomischen Stil zu finden.

Eine Frage der Übersetzung

Egal welches Bike Sie heute kaufen: Viele Hersteller bestücken ihre Räder immer öfter mit Einfach-Antrieben, also nur noch einem Kettenblatt vorne. Sram und Shimano bieten eine Vielzahl von Einfach-Lösungen, die tadellos funktionieren. Aber ist der Abspeck-Trend nach dem Motto »weniger ist besser« auch für jeden Sportler sinnvoll? Ich glaube, nicht für jeden Biker. Durch den Verlust von zwei Kettenblättern vorne büßt man einiges an Gesamtübersetzung ein. Und das ist genau das, was viele Biker auf nicht enden wollenden Anstiegen oder schnellen Überführungs-Etappen auf Asphalt benötigen. Wie bei einem Auto ist der Motor und das Systemgewicht (Mensch Maschine) entscheidend für die gewählte Übersetzung.

Einfach, zweifach, dreifach?

Bei den Dreifach-Übersetzungen hat sich in den vergangenen Jahren wenig getan. *Sram* hält an seiner 44/33/22-Abstufung fest, die sich für 29-Zöller nicht besonders gut eignet. Aber, wie vor kurzem erst gesehen, will sich die amerikanische Firma ganz vom Umwerfer, und damit auch von meherer Kettenblättern, verabschieden. *Shimano* dagegen hat auf die größeren Laufräder reagiert und eine 40/30/22-Kurbel auf den Markt gebracht. So hat man eine gute Alternative zur klassischen Dreifach-Abstufung von *Shimano* mit 42/32/24 Zähnen. Speziell 29er-Fahrer hatten sich das 22er-Blatt fürs Klettern an ihren Dreifach-Antrieben gewünscht. Aber der Trend zeigt deutlich zu ein- und zweifach-Lösungen. Immer mehr Biker kommen mit 20 Gängen zurecht. Dass liegt vor allem am größeren Angebot von Zweifach-Kurbeln mit passenden Übersetzungen. Sowohl *Sram* als auch *Shimano* haben erkannt, dass nicht jeder 39/26 oder 40/28 treten kann und will. Deshalb gibt es mittlerweile Gruppen mit 38/24 oder 34/24 Zähnen. Andere Hersteller wählen 36/22 und 38/24. In Kombination mit einer 11-36er-Kassette bieten diese Zweifach-Antriebe 20 nutzbare Gänge mit etwa 500 Prozent Gesamtübersetzung. Wer auf sein 22er-Blatt fürs Klettern also nicht verzichten mag, muss das nicht. Meist lässt man einfach »oben raus« ein paar Gänge weg. Aber selbst mit 36/22 kann man mit dem größten Gang (36-11) bei 37 km/h noch mit 90 Umdrehungen pro Minuten mitkurbeln.

Was soll ich nehmen?

Grundsätzlich sollten Sie so klein wie möglich wählen. Dadurch haben Sie an steilen Stücken immer noch genug Reserven. Der Grund dafür ist physiologisch zu erklären. Je dicker der Gang, desto mehr schnelle Muskelfasern (Fast-Twitch-Fasern) müssen rekrutiert werden. Die Fasern können zwar viel Drehmoment generieren, aber ermüden schneller und brauchen deutlich mehr Zeit für die Erholung. Das kann bei einem Marathon noch gut gehen, aber nach wenigen Tagen ermüdet die Muskulatur zusehends und es kann nicht mehr die nötige Leistung erbracht werden. Wer hingegen kleine Gänge abspult, der nutzt mehr langsame Fasern (Slow-Twitch-Fasern). Diese bringen weniger Drehmoment (bei hoher Frequenz), aber halten lange durch und erholen sich zügig. Das fehlende Drehmoment können Sie durch eine hohe Trittfrequenz ausgleichen. Schauen Sie sich die besten Biker am Berg an: Markus Kaufmann oder Kristian Hynek kurbeln extrem schnell. Trendsetzer war übrigens Lance Armstrong. Der USA-Amerikaner erkannte schnell, dass er so besser erholt in die nächste Etappe starten kann. Heute sehen wir im Straßensport extreme Frequenzen am Berg (Chris Froome), die nur durch viel Training erreicht werden können, denn mehr Umdrehungen bedingen auch einen erhöhten Sauerstoffverbrauch. Die Anpassung der Muskeln und des Herz-Kreislaufsystems ist dahingehend jedoch gut trainierbar.

Ovale Blätter: Sinn oder Unsinn?

Neu ist die Idee ovaler Kettenblätter nicht. Schon in den 1990er-Jahren brachte *Shimano* das Biopace-Blatt auf den Markt, das mit seiner unrunden Form die Belastung auf die Kniegelenke verringern sollte – die Japaner scheiterten jedoch mit den Eierblättern. Heute ist die Idee hinter den aktuellen Modellen viel konsequenter, denn heutige Blätter sind weitaus ovaler. Was soll passieren: Wenn Ihr Fuß von der 1-Uhr- zur 5-Uhr-Stellung drückt, ist die Kraftentwicklung am größten. Bei 6 und bei 12 Uhr entstehen zwei »Totpunkte«, an denen Sie wenig bis keine Beschleunigung erwarten können. Die ovalisierten Kettenblätter sollen genau an diesen beiden Phasen des Trittbilds ansetzen. In den Totpunkten soll der Kraftaufwand reduziert werden. Der dort geringere Umfang des Kettenblatts soll das Bein quasi über die 6- und die 12-Uhr-Stellung schieben. Neben einer verbesserten Kraftübertragung und einer damit verbundenen effektiveren Ausnutzung der Leistung des Fahrers versprechen sich die Hersteller von diesem Prinzip auch eine geringere muskuläre Ermüdung. Gibt es dafür Beweise? Eine Studie der spanischen Universität von Valladolid scheint die Herstellerangaben zu bestätigen: Der Vergleich zwischen ovalen und normalen Kettenblättern endete 3:0 für die unrunde Variante: Die Probanden erreichten höhere Wattwerte bei gleicher oder etwas geringerer Herzfrequenz, hielten in einem Dauertest bei konstanter Leistung länger durch.

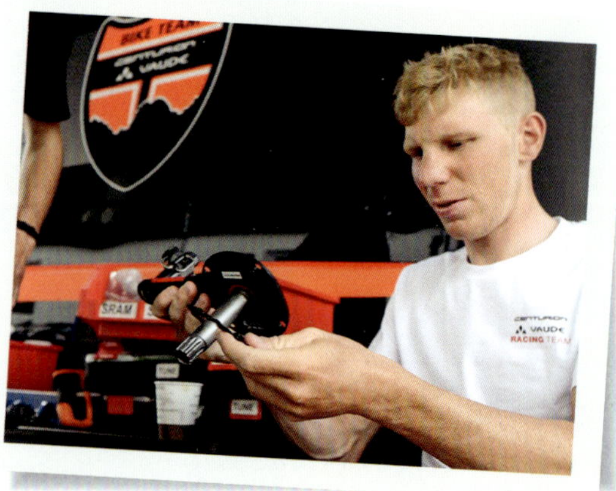

Blattwechsel bei Daniel Geismayr: Der Bikeprofi sucht die passende Übersetzung für die nächste Etappe.

Besonders interessant scheint die Wirkung bei hohen Drehmomenten zu sein, also dann wenn ein dicker Gang gedrückt wird.

Übersetzungs-Lexikon: Die wichtigsten Begriffe im Überblick

GESAMTÜBERSETZUNG/BANDBREITE

Beschreibt die Bandbreite des Antriebs, also vom kleinsten bis zum größten Gang. Der größte Gang ist um den angegebenen Wert größer als der kleinste. Zum Beispiel als Zahl (5,71) oder in Prozent (571 Prozent) angegeben. Dreifach-Antriebe haben mit um die 600 Prozent die größten Übersetzungen, Einfach-Schaltungen wie eine XX1 dagegen 420 Prozent.

RADUMFANG

Der Radumfang hängt von Laufrad- und Reifengröße ab und beeinflusst die Entfaltung. Bei gleicher Übersetzung und demselben Reifen ergeben sich für 26, 27,5 und 29 Zoll verschiedene Entfaltungen. Die Wahl des Reifens variieren im Radumfang zum Teil stark: Schmale 2,0er-Reifen haben geringere Umfänge wie breite 2,35er-Pneus.

ENTFALTUNG

Sie zeigt, wie viel Weg man pro Kurbelumdrehung zurücklegt und sind die wichtigsten Parameter für die Berechnung der passenden Übersetzung. Dafür multipliziert man den Radumfang mit der reinen Übersetzung (Quotient aus Zähnen von Kettenblatt und Ritzel).

ENTFALTUNGSTABELLE

In der Tabelle finden Sie die maximalen und minimalen Entfaltungen aller gängigen Ein-, Zwei- und Dreifach-Übersetzungen. Die Entfaltung gibt an, wie viel Wegstrecke man mit einer kompletten Kurbelumdrehung zurücklegt. Je nach Laufradgröße ergeben sich verschiedene Radumfänge.

DIE ENTFALTUNGEN DER WICHTIGSTEN ÜBERSETZUNGEN IN METER

Kurbel-Abstufung	26 Zoll	27,5 Zoll	29 Zoll
42/32/24	7,9–1,4	8,1–1,4	8,8–1,5
44/33/22	8,3–1,3	8,5–1,3	9,2–1,4
40/30/22	7,6–1,3	7,7–1,3	8,4–1,4
39/26	7,4–1,5	7,5–1,5	8,2–1,7
38/24	7,2–1,4	7,3–1,4	8,0–1,5
36/22	6,8–1,3	6,9–1,3	7,5–1,4
34/24	6,4–1,4	6,6–1,4	7,1–1,5
36/26	6,7–1,5	7,0–1,5	7,5–1,6
28 (XX1)	5,8–1,4	6,0–1,4	6,4–1,5
30 (XX1)	6,2–1,5	6,4–1,5	6,9–1,6
32 (XX1)	6,7–1,6	6,8–1,6	7,4–1,8
34 (XX1)	7,0–1,7	7,2–1,7	7,8–1,8
36 (XX1)	7,4–1,8	7,7–1,8	8,2–2,0
30 (XTR 2015)	5,6–1,5	5,8–1,6	6,3–1,7
32 (XTR 2015)	6,0–1,6	6,2–1,7	6,7–1,8
34 (XTR 2015)	6,4–1,7	6,6–1,8	7,1–1,9

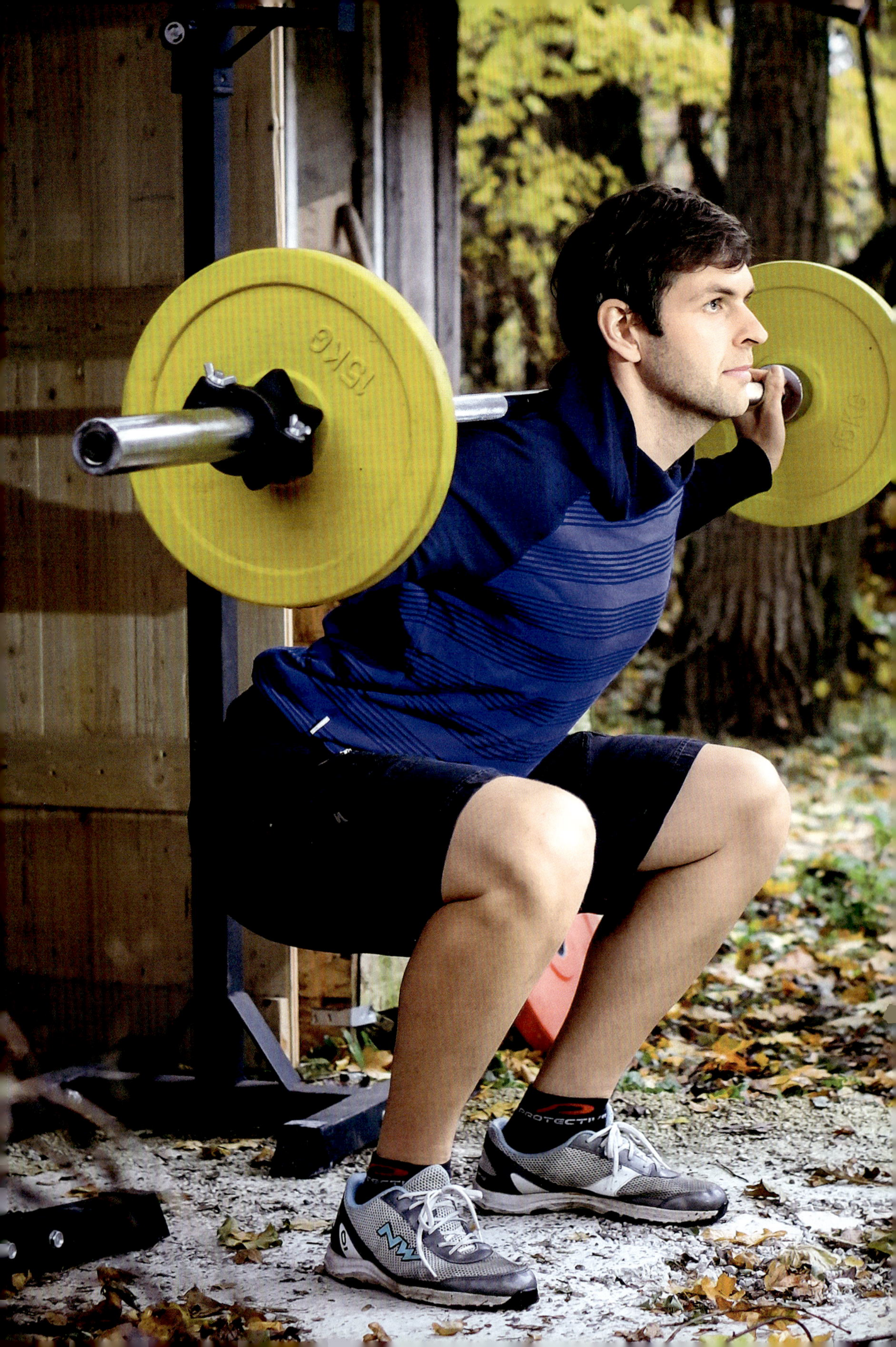
15kg

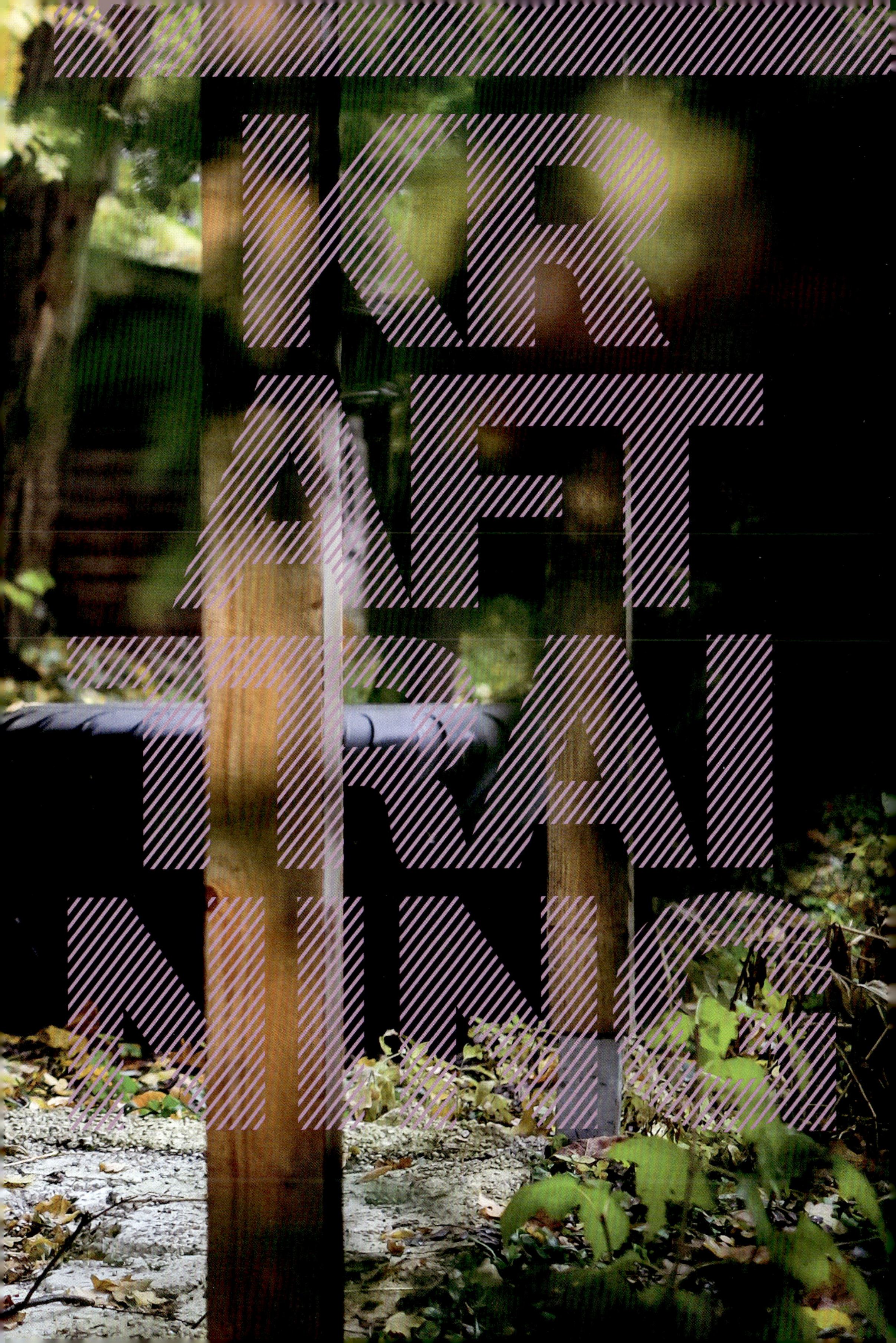
KR
AFT
TRAI
NING

Kraft am Berg

Die Wahrheit liegt in der Mitte: Im Sport liegt das Fundament nicht unter den Füßen, sondern darüber, in der Körpermitte. »Für jede Kraft existiert eine gleich große Gegenkraft«, lehrt Newton, und für Radsportler bedeutet das: Wenn ich fest ins Pedal trete, tritt das Pedal fest zurück. Beides, sowohl die Beinarbeit, als auch die Gegenkraft des Pedals, findet ihr Widerlager in der Körpermitte. Ist sie nicht stabil, mündet das in nutzlose Zusatzbewegungen. Das Ergebnis kann und konnte auch bei wahren Kraftpaketen des Radsports wie Sergej Gontschar oder Fabian Cancellara beobachten: Statt unbewegt auf dem Sattel zu thronen, wanden sich Oberkörper und Becken hin und her, ohne etwas für den Vortrieb zu leisten. Natürlich zeigen diese Beispiele auch, dass man Weltmeister werden kann, obwohl noch Raum für Verbesserung besteht. Indes sind die Karten beim Freizeit-Athleten anders gemischt, denn der Sport geschieht zum Nutzen, nicht zu Lasten der Gesundheit.

In unserer bewegungsverarmten Welt soll er Herz, Kreislauf und Rücken stärken, Beweglichkeit und Ausgeglichenheit fördern. Aber wie überall, so gilt auch hier: Was mehr als einem Ziel dient, ist immer ein Kompromiss und kann nicht alles gleich gut leisten.

Radsport ist ein Segen für Herz und Kreislauf, schult das Reaktionsvermögen und geschieht meist an der frischen Luft in reizreicher Umgebung. Aber wer berufsbedingt viel Zeit in sitzender oder gebeugter Haltung zubringt, dessen Haltungsprobleme werden durch Radsport eher gefördert als gelindert: Wirbelsäule und Hüfte sind ebenfalls gebeugt, die Arme werden nie über Kopf gehoben. Also ist ein Ausgleich erforderlich, bei dem sich der Körper zu voller Größe entfalten kann.

Damit das geschehen kann, sind drei Dinge erforderlich: Zunächst die Erkenntnis, dass man gebeugt ist (Koordination). Dann Platz, um sich in die gewünschte Richtung zu bewegen (Beweglichkeit) und schließlich die Kraft, die Bewegung auszuführen. Kraft ist also nicht alles, aber ohne Kraft ist alles nichts.

Sport bedeutet einen Widerstand zu überwinden

Sieht man genauer hin, sind sich Bike-Marathon, Gewichtheben und Ballett ähnlicher als man denkt: Das Wesen sportlichen Trainings ist das Überwinden von Widerstand. Ob dieser nun aus Wind, Metall oder der inneren Reibung von Körpergeweben besteht, ist gar nicht so wichtig. Interessant ist vielmehr, wie lange er dauert, wie schnell er überwunden werden soll und wie dicht er an dem Widerstand liegt, den man nur ein einziges Mal überwinden kann, der sogenannten Maximalkraft. Je näher ein Widerstand der Maximalkraft kommt, desto kürzer und langsamer kann er überwunden werden.

Als Faustregel gelten 30 Prozent der Maximalkraft als Markscheide zwischen Kraft und Ausdauer. Widerstände darunter können lange beziehungsweise häufig überwunden werden, Widerstände darüber erfordern Formen der Energiebereitstellung, die der Körper nur kurze Zeit aufrechterhalten kann. Deshalb kann man einen Marathon nicht sprinten, und deshalb wird man bergauf langsamer. Daraus folgt zwingend, dass die Maximalkraft einer Person mit über ihre Ausdauerleistung bestimmt: Wächst die Gesamtmenge der Kraft, wächst auch die Teilmenge, aus der sich die Ausdauer speist proportional mit. Anders ausgedrückt: 30 Prozent eines Stückes Kuchen sind weniger als 30 Prozent des ganzen Kuchens. Die alte Regel »Muskeln machen langsam« darf getrost als Desinformation gelten. Sie trifft zu, wenn man mehr Kraft mit mehr Muskelmasse gleichsetzt – aber das ist nicht einmal die halbe Wahrheit.

Masse = Klasse?
Im Prinzip stehen zwei Möglichkeiten zur Verfügung, die Kraft eines Menschen zu steigern: mehr Muskelmasse, oder ein besserer Wirkungsgrad der vorhandenen Muskulatur. Die Dicke eines Muskels lässt Rückschlüsse auf die Kraft dieses Muskels zu, aber diese Korrelation ist nicht sehr fest. Betrachtet man die »Spargelbeine« eines Chris Froome neben den Quadriceps-Pyramiden eines Jan Ullrich, stellt sich die Frage, wie beide ähnliche Resultate erreichen konnten. Oder schauen Sie sich einmal die Beine von Markus Kaufmann im Vergleich zu Alban Laktata an – ein ähnliches Bild wie bei Fromme und Ulrich.

Die Antwort liegt in der zweiten Methode, die Kraft zu steigern: dem Training der intra- und intermuskulären Koordination. Darunter versteht man, dass man Muskeln und ihre Einzelteile lehrt, optimal zusammenzuarbeiten. Ein Muskel spannt sich beim gesunden Menschen nicht als Ganzes an. Es werden immer nur Teile eines Muskels aktiviert. Diese Teile sind, beziehungsweise heißen Motorische Einheiten und bestehen aus einer Nervenzelle und mehreren Muskelfasern. Diese Fasern bekommen von der Nervenzelle den Auftrag, sich anzuspannen oder nicht. Daraus folgen mehrere Dinge:

- Auch der dickste Muskel ist nutzlos ohne den ihn versorgenden Nerv.
- Jede Bewegung ist nur so gut wie der Befehl des zentralen Nervensystems.
- Ein Training der Muskeln ist immer auch ein Training des Nervensystems.

Aber wie aktiviere ich mehr von meiner Muskulatur?

Zuerst müssen wir uns vom klassischen Ausdauertraining verabschieden, das unter dem Motto »ich geh dann mal ein Stündchen radeln« steht. Training muss bewusst und fokussiert ablaufen. Es braucht ein Ziel und Inhalte, die dazu passen. Wenn aus Übungen systematisches Training werden soll, kommt der Moment, an dem der Athlet sich fragt, was denn in einen guten Plan so alles an Übungen hinein gehört. Michael Boyle, ein führender Experte des Functional-Trainings beantwortet die Frage damit, dass der Trainingsplan eines Breitensportlers Schub-, Zug-, Rumpf- und Bein-Übungen enthalten sollte. In der Summe soll so der gesamte Athlet trainiert werden, nicht nur sein vermeintliches Erfolgs-Organ – also beim Radsportler die Beine.

Letztendlich ist es so: Über Jahrzehnte haben wir dem Sport die natürliche Ordnung genommen und Spezialistentum

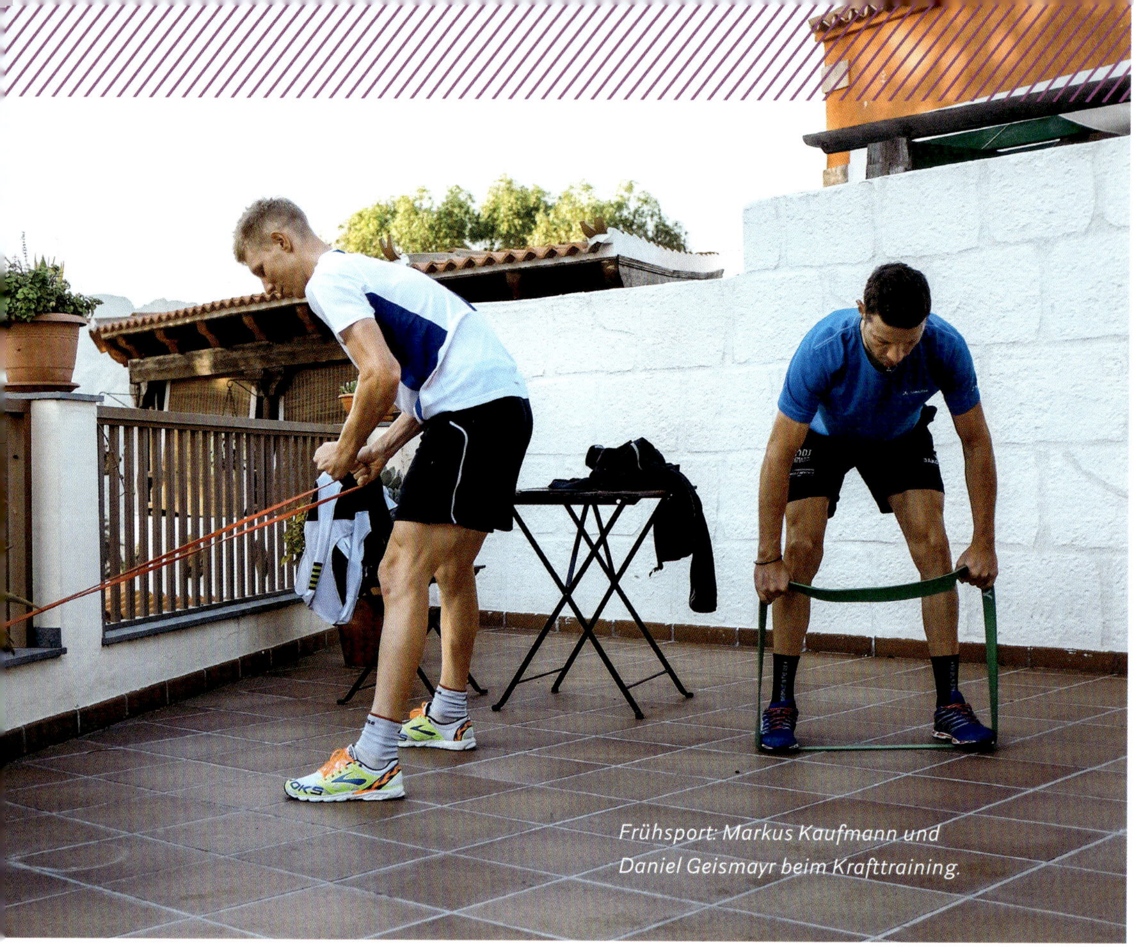

Frühsport: Markus Kaufmann und Daniel Geismayr beim Krafttraining.

auf Sand gebaut. Ein Beispiel: Betrachtet man die Entwicklung kleiner Erdenbürger, lernen sie zunächst stabil zu liegen, den Kopf zu kontrollieren, die Lage zu wechseln, sich auf Ellbogen und Hand zu stützen, um dann über das Robben und Krabbeln schließlich das Gehen zu lernen. So sollte auch das Vorgehen im Sport aussehen, besonders im Radsport: Zunächst muss eine solide Basis allgemeiner Athletik geschaffen werden, auf dem dann die speziellen Fähigkeiten in dieser Disziplin fußen.

Im Endeffekt erhält ein Athlet aber selten Anerkennung für ausgewogene motorische Grundfähigkeiten, sondern dafür, was er in seiner Disziplin zu leisten vermag. Dementsprechend wird der Beinmuskulatur in unseren Trainingsplänen besondere Aufmerksamkeit geschenkt. Boyles einfacher Algorithmus wird also insofern modifiziert, dass wir uns mehr auf die Beine konzentrieren.

Der geneigte Leser wird feststellen, dass mitunter schwer zu erkennen ist, welche Übung nun eher die Rumpfstabilität als die Beinkraft fördert – und das ist ganz im Sinne der Idee des funktionellen Trainings. Keine Sport- oder Alltagsaufgabe wird nur von einem Körperteil erledigt, sondern immer vom ganzen Athleten. Das heißt, beim Bergfahren leistet der ganze Körper Arbeit, auch jene Teile, die scheinbar regungslos sind (Rumpf und Arme). Die Idee, vortriebwirksame Muskulatur zu trainieren und unwichtige Muskeln zu vergessen, wirkt im Lichte neuer Erkenntnisse absurd. Obwohl die Anatomie des Menschen seit Jahrhunderten erforscht wird, sind überraschende Forschungsergebnisse noch heute keine Seltenheit. Gegenwärtig rücken die

Faszien des Körpers ins Zentrum des Interesses. Sie zeigen, dass es keine unwichtigen Muskeln gibt. Selbst scheinbar untätige Körperabschnitte sind für das Gesamtsystem Mensch wichtig, weil sie den Haltungshintergrund für kontrollierte Extremitätenbewegungen liefern.

Wie wichtig kontrollierte Bewegung und damit auch die Radbeherrschung sein können, zeigt sich bei jedem Bike-Marathon. Wer technisch schwach aufgestellt ist, verliert bergab. Das scheint den meisten einleuchtend zu sein, doch selbst im Straßensport spielt die Koordination eine entscheidende Rolle. Die ganze Welt konnte das 2003 beobachten, als Lance Armstrong dem stürzenden Joseba Beloki auswich, eine Böschung hinab fuhr und durch einen Graben hindurch die Straße wieder erreichte. Nach dieser unfreiwilligen Querfeldein-Einlage entschied er zudem die Etappe (und die Tour) für sich. Natürlich war bei Armstrong noch viel Chemie im Spiel, doch die koordinative Meisterleistung zeigte, dass Armstrong mit seinem Training einen Schritt weiter war. Daran, wie die Stabilität des Gesamtsystems gesteigert werden sollte, scheiden sich zurzeit die Geister. Während die einen zögern, die Wirbelsäule beim Krafttraining zu bewegen, fordert die Gegenfraktion genau das.

Dieser Streit kann hier nicht entschieden werden. Stattdessen folgen wir der Maxime unseres Freundes Detlef Romeike, eines Pioniers des funktionellen Trainings in Deutschland: »Ich halte jede Bewegung der Wirbelsäule, die muskulär kontrolliert werden kann, für vertretbar.« Hört sich kompliziert an, ist es aber nicht. Jedes Gelenk wird am Bewegungsende durch Kapsel, Bänder, Knorpel oder Knochen gebremst. Geschieht das zu oft, tragen diese Schäden davon. Eine gemäßigte Sitzposition macht schneller, da bei extremen Aeropositionen weder Bauch- noch Rückenmuskulatur eines Radfahrers adäquat arbeitet. Wie zum Beweis brannte Fabian Cancellara unfassbare Bestzeiten auf den Asphalt, nachdem sein Lenker einige Zentimeter höher gesetzt wurde. Noch anschaulicher zeigt das Bradley Wiggins: Seine Position auf dem Rad kann an Perfektion nicht mehr getoppt werden. Der Brite lässt keine Extrabewegung im Oberkörper zu. Wenn man so will, könnte man eine Kaffeetasse auf seiner Schulter abstellen und es würde nichts vom Inhalt verschüttet werden.
Im Bike-Sport sehen wir ähnliche Phänomene: Durch das steile Bergauffahren wird der Hüftwinkel verkleinert, die gesamte hintere Muskelkette gestreckt. Auch hier arbeitet die Muskulatur zum Teil ineffektiv. Zudem kann durch den spitzen Hüftwinkel die Blutversorgung in der Beinmuskulatur (Arterie wird eingeengt) eingeschränkt werden. Eine gute Rad-Biometrie (eine Anpassung des Rades an den Körper des Athleten) gleich so etwas aus. Selbst gestandene Profis können durch eine gute Position auf dem Rad noch einiges an Leistung herauskitzeln.

Die richtige Position

Wann aber ist eine Position richtig? Im Prinzip müssen Muskeln drei Dinge leisten können:

- sich kraftvoll zusammenziehen (konzentrische Kontraktion)
- kontrolliert in die Länge gezogen werden (exzentrische Kontraktion)
- eine Länge beibehalten (isometrische Kontraktion)

Radsport bietet den Beinen im Normalfall keine exzentrischen Kontraktionen an, bei denen nennenswerte Widerstände überwunden werden (Ausnahme: das kontrollierte Abbremsen eines Bahnrades mittels starrer Nabe). Klingt nicht dramatisch, ist es aber; denn sowohl Muskeln, als auch Nervensystem profitieren stark von exzentrischem Training. Die Fahrer des Teams Centurion Vaude klagten tagelang über Muskelkater.

Was war passiert? Wir räumten dem exzentrischen Krafttraining den Stellenwert ein, der ihm gebührt, und ließen bei der Kniebeuge auch das Absenken der Hantel langsam und konzentriert ausführen. Die Abwesenheit exzentrischer Trainingsreize wird vielen Radsportlern schmerzhaft bewusst, wenn sie zu Beginn der Saisonpause die Laufschuhe schnüren und zwei Tage später den Schmerz an der Vorderseite des Ober- und Unterschenkels in vollen Zügen genießen. Wieso das so ist: Die Fußhebe- und Kniestreckmuskulatur ist von der ungewohnten Bremsarbeit überfordert. Sie haben schlicht und ergreifend Muskelkater.

Betrachtet man also den Radfahrer im Ganzen, zeigt er Defizite bei Kraft und Rumpfstabilität. Auch in Sachen Haltung, Beweglichkeit und Koordination ist er kein Musterknabe. Wer an diesen Schwachstellen arbeitet, wird mit Sicherheit ein besserer Athlet und büßt dabei womöglich noch ein paar der Zipperlein ein, von denen er glaubte, sie seien Teil seines Sports.

Was ist funktionelles Training?

Derzeit ist von funktionellem Training die Rede, sobald der Blick einen Pezziball, eine Kettlebell oder eine Turnkeule streift. Doch ganz so einfach ist es nicht. Die Methode ist weniger an bestimmte Geräte gebunden, als vielmehr an eine sinnvolle Übungsauswahl und Trainingssteuerung. Der Begriff »funktionell« stammt von Funktion, also von etwas, was der Trainierende kann und tut oder können und tun sollte, weil es für ein gesundes, erfülltes Leben erforderlich ist und in seinem Leben zu wenig oder gar nicht mehr vorkommt. Dies umfasst Haltungen, Bewegungen, Geschwindigkeiten, Belastungszeiten und Formen der Energiebereitstellung für typische Tätigkeiten des Athleten. Spinnt man den Gedanken weiter, gehört auch die Ernährung dazu: »You can't train against a crappy diet.« Du kannst nicht gegen eine schlechte Ernährung trainieren.

Sinnvolles Krafttraining

Ziel eines Krafttrainings im Ausdauersport, sollte das Maximalkrafttraining sein. Viele Sportler sind dazu aber erst nach vielen Monaten oder sogar Jahren in der Lage. In diesem Buch verwende ich deshalb ein Zirkeltraining, das muskuläre Defizite ausgleicht und nicht überfordert. Dennoch möchte ich Ihnen die Eckpfleiler der Krafttrainings nicht unterschlagen.

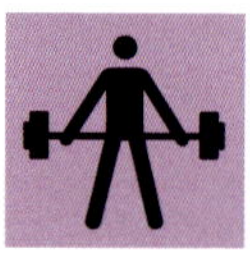

MAXIMALKRAFT: Kraft ist Masse mal Beschleunigung, also das, was es braucht, um die Lage oder Form eines Gegenstandes zu verändern. Für jede Bewegung eines Menschen gibt es einen Widerstand, den er nur ein einziges Mal überwinden kann. Die dafür notwendige Kraft ist die sogenannte Maximalkraft. Sie ist eine entscheidende Kenngröße für die Fähigkeiten eines Athleten.

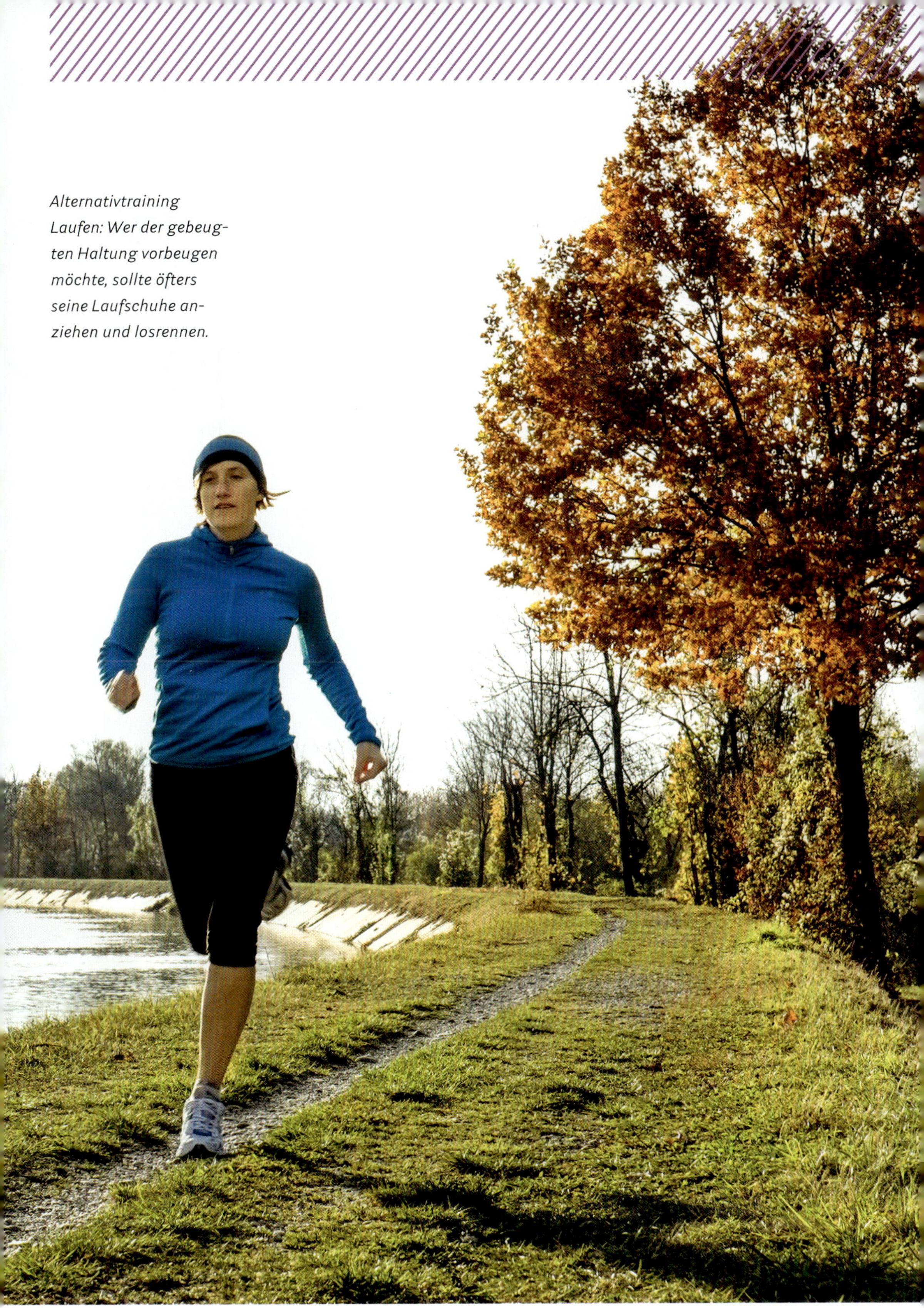

Alternativtraining Laufen: Wer der gebeugten Haltung vorbeugen möchte, sollte öfters seine Laufschuhe anziehen und losrennen.

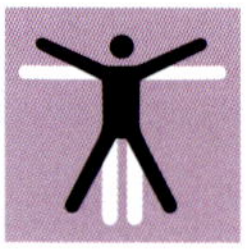

ZIRKELTRAINING: Der Name verströmt den muffigen Charme alter Schulturnhallen. Die Idee entstand Mitte des 20. Jahrhunderts an der Universität Leeds in Großbritannien und ist nicht tot zu kriegen, denn sie ist genial. Betrachtet man einige ihrer Standardübungen, so wird klar, warum: Kniebeuge, Liegestütz und Klimmzug sind als Bewegung so alt wie die Menschheit und werden wohl erst mit ihr verschwinden. Sucht man nach der einen Trainingsform, die den meisten Ertrag für die aufgewandte Zeit und Energie liefert, landet das Zirkeltraining mit Leichtigkeit auf Platz eins. Für den Anwender mit knappem Zeit-Budget eröffnet sie die Möglichkeit, größten Erfolg in kürzester Zeit zu erreichen.

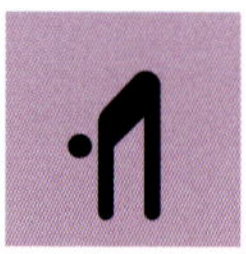

KOORDINATION UND BEWEGLICHKEIT: Radfahren ist von der Bewegungsform her eine zyklisch ablaufende Sportart, die in einer Zwangshaltung stattfindet. Zu den Grundregeln der Sportwissenschaft gehört die Spezifität von Trainingsreizen. Das bedeutet, dass der Körper nur kann, was er übt. Es existiert kein Radlerstammtisch, an dem Nacken- und Rückeschmerzen und Knieprobleme in der Winterpause kein Thema sind.

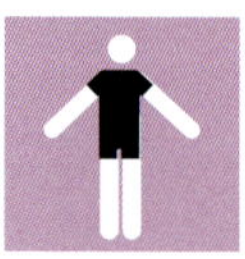

SCHWACHSTELLEN: Jede Sportart hat ihre Stärken und Schwächen. Radsport erzeugt Tretmaschinen wie etwa Udo Bölts, über den sein belgischer Sportlicher Leiter einmal schwärmte »Die Bölts geht nie kapütt!« Im Lauf der Zeit spiegeln die Körper dieser Athleten aber die Schwächen ihres Sports: magere Menschen mit hängenden Schultern, dürren Ärmchen und watschelndem Gang.

Kraft und Ausdauer? Passt das überhaupt zusammen?

Sport dient in der bewegungsstatischen Welt der Gegenwart dazu, die einzigartige Bewegungsvielfalt des Menschen zu erhalten: Kriechen, Krabbeln, Laufen, Klettern, Schwimmen, Tauchen, Tanzen, Werfen, Werkzeug gebrauchen und so weiter. Welche andere Spezies kann für sich in Anspruch nehmen, mit einem solchen Schatz an Bewegungsmöglichkeiten gesegnet zu sein?

»Ein Schlauer trainiert die Ausdauer«, pflegte die Hamburger Schwimmtrainer-Legende Gerd Pfeiffer zu sagen; wiewohl er das Primat der Grundeigenschaft Ausdauer für den Schwimmsport anerkannte, war ihm dennoch die Bedeutung der Kraft bewusst. Als der Sport sich in der zweiten Hälfte des 20. Jahrhunderts wieder aus den Trümmern des Zweiten Weltkriegs erhob, baute Pfeiffer aus Metallschrott Trainingsgewichte für seine Athleten. Im Radsport ließ derlei Einsicht länger auf sich warten. Fausto Coppi galt als erster Radprofi, dessen Trainingssystem nachvollziehbar mehr als Radfahren umfasste: Training, Ernährung, Regeneration.

Die Rolle, die funktionelles Training im Leistungssport einnimmt, variiert noch stark zwischen den einzelnen Disziplinen. Im Kampfsport hat es die Kettlebell schon bis in eine Episode der Rocky-Filme geschafft, also sogar bis in Heldensagen des Sports, in die Meta-Realität, während in den klassischen Ausdauerdisziplinen teilweise noch mit blanker Desinformation gegen das Neue gekämpft wird. Schwimmer und Läufer können durchaus noch der Auffassung begegnen, Krafttraining mache sie langsamer und schade der Feinkoordination in der Zielsportart. Innerhalb des Radsports ist die Spannbreite besonders

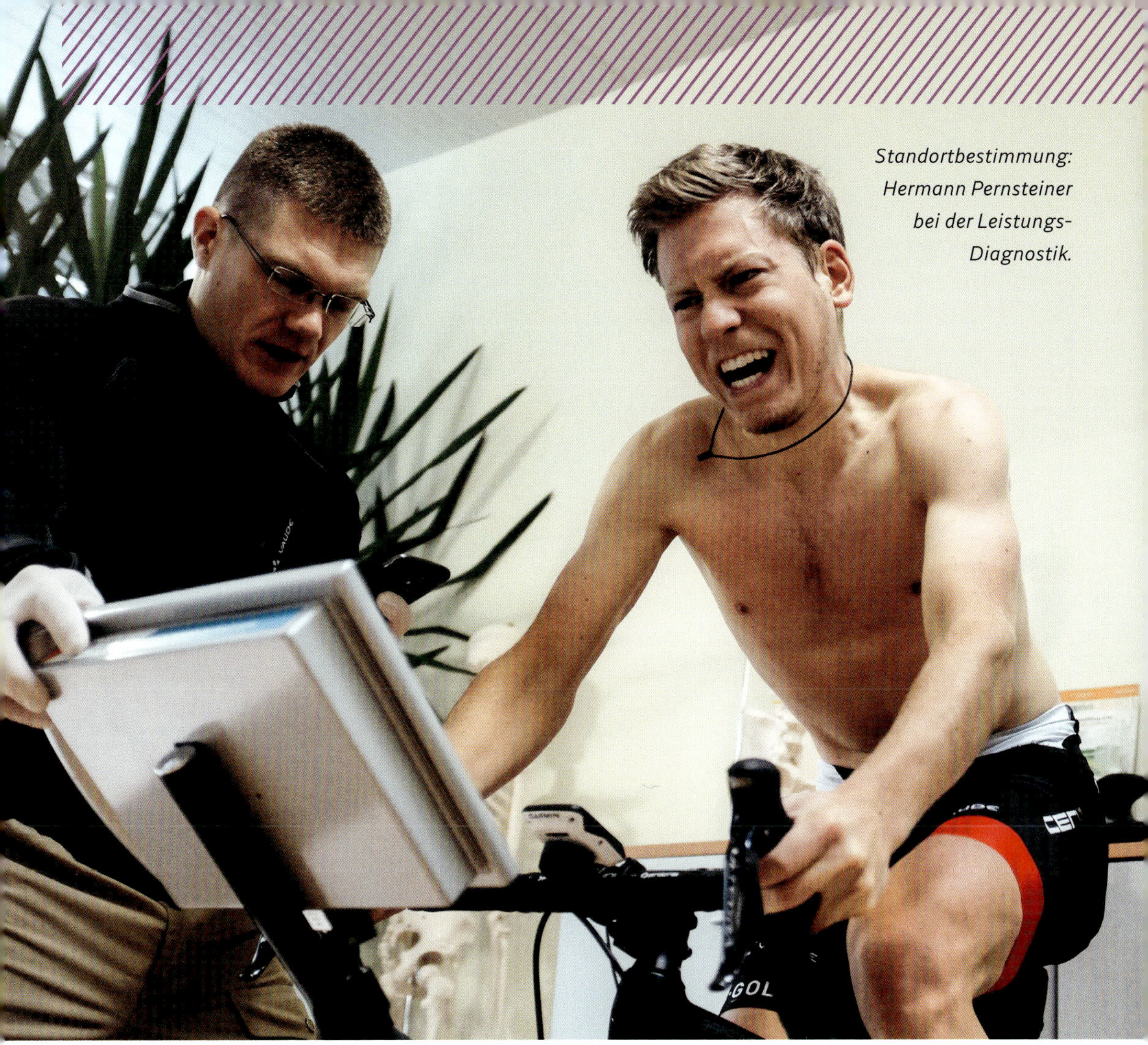

Standortbestimmung: Hermann Pernsteiner bei der Leistungs-Diagnostik.

verblüffend. Während im Team Centurion Vaude Kreuzheben, Kettlebell-Swings und Liegestütz im Schlingentrainer zum Alltag gehörten, ist für viele Radtrainer in Europa alles jenseits der Beinpresse Teufelszeug. Wie die Rückwärtsgewandtheit in der Trainingsmethodik zur hysterischen Jagd nach dem leichtesten Laufrad und dem aerodynamischsten Helm passt, bleibt ein Rätsel. Die gleiche gespaltene Persönlichkeit zeigen auch Freizeitathleten, die mit 85 Kilo Lebendgewicht 200 Gramm Sättel unverantwortlich schwer finden und fürchten, zu viele Muskeln machten am Berg träge, nicht aber zehn Kilo Zusatzgewicht an den Hüften. Aber warum nicht das angenehme mit dem nützlichen verbinden? Warum nicht überflüssige Pfunde verlieren und aus den vorhandenen Muskeln mehr Leistung generieren?

Optimieren Sie Ihre Muskel-Software

Ein bedeutender Teil des Erfolgs eines Krafttrainings beruht darauf, dass das Nervensystem lernt, der Muskulatur deutlicher zu sagen, wer wann was in welcher Weise zu tun hat. Ein Beispiel: Gehen Sie mit 15 Freunden wandern und überqueren Sie gemeinsam eine Brücke. Kehren Sie zehn Minuten später um und überqueren Sie dieselbe Brücke im Gleichschritt. Dieselben 16 Personen schaffen es nun, die Brücke erzittern zu lassen, dabei sind sie in den letzten Minuten weder mehr, noch schwerer geworden. Sie haben es lediglich verstanden, ihre Gewichtskraft effektiver einzusetzen. Das gleiche vollbringt gekonntes Krafttraining: mehr Leistung aus der vorhandenen Muskulatur kitzeln.

Im vorliegenden Buch werden Krafttrainingsregime skizziert, die verschiedenen Zielen dienen. Im Fokus stehen Muskelzuwachs und intramuskuläre Koordination, also das bessere Ausnutzen vorhandener Muskelmasse. Die hier angestrebten Zieleigenschaften sind die verbleibenden Grundeigenschaften, die gemeinsam mit der Ausdauer das konstituieren, was man landläufig Kondition nennt. Für den Anwender ist hier von Bedeutung, dass nicht jede Art Krafttraining zu jedem Zeitpunkt der Saison angemessen ist. Für den ambitionierten Ausdauerathleten ist Muskelaufbautraining außerhalb der Radsaison sinnvoll, nicht aber währenddessen!

Muskelzuwachs geschieht vorwiegend bei den schnell zuckenden Fasern, die eher für Kraft als für Ausdauerleistungen verantwortlich sind. Neu gewonnene Muskelmasse muss zunächst kapillarisiert werden um im Ausdauerbereich von Nutzen zu sein; ein Prozess, der sich über mehrere Monate erstreckt. Mit solchen Zeiträumen ist beim Verbessern der intramuskulären Koordination nicht zu rechnen. Der Grund ist simpel: Die angestrebte Veränderung betrifft die Funktion einer vorhandenen Struktur, während Muskelaufbau die Struktur selbst verändert und mithin einen aufwendigeren Prozess darstellt. Diese Kapillarisierung ist im Langstreckenlauf auf Amateur-Ebene quasi inexistent. Hier mag die Ursache in der Hegemonie ausgemergelter afrikanischer Athleten auf der Marathon-Distanz liegen. Fraglich bleibt jedoch, ob eben jene Siegläufer moderne Trainingsmethoden ebenfalls ablehnen würden, wenn sie ihnen zur Verfügung stünden.

So starten Sie Ihr Training

1 Leistungstest machen und sich in eine Leistungsgruppe einteilen. (Ab Seite 39)

2 Trainingsgewicht der Kettlebell bestimmen. (Genauere Beschreibung Seite 36).

3 Training absolvieren.

4 Trainieren Sie zweimal in der Woche.

Ihre Trainingsgeräte

Um Ihnen ein optimales Training zu bieten, sollten Sie auf lange Sicht mit diesen acht Trainingsgeräten arbeiten. Sie müssen sich nicht all diese Sachen anschaffen. Eine Kettlebell jedoch sollten Sie sich gleich zulegen.

KUGELHANTEL/KETTLEBELL: In der Kettlebell steckt ein unglaubliches Trainingsgerät. Kettlebell-Übungen beanspruchen den ganzen Körper, verbessern Kraft, das Zusammenspiel der Muskeln, und das Herz-Kreislauf-System. Gewicht Frauen: 6–8KG. Gewicht Männer: 12–16KG

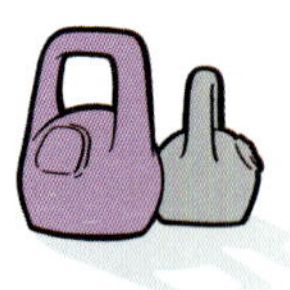

KÖRPERGEWICHT: Immer und überall dabei, an die Möglichkeiten des Bewegungsapparates angepasst und dazu zum Nulltarif.

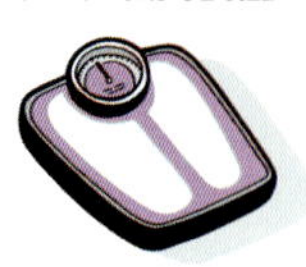

MEDIZINBALL: Werfen, stemmen, prellen; der Medizinball ist ein Klassiker unter den Trainingsgeräten. Er ermöglicht ein wirksames, aber gefahrloses Training für Sie und Ihren Fußboden.

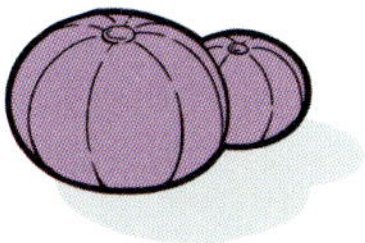

KLIMMZUGSTANGE: Nicht nur für Teppiche. Wer an der Klimmzugstange trainiert, überwindet die Schwerkraft und sich selbst. Ideal für kräftige Schultern und einen gesunden Rücken.

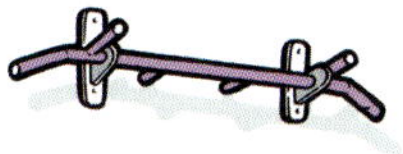

KASTEN: Die Welt besteht aus Kästen: Treppen, Mauern, Badewannenrand. Wer auf den Kasten springt, steigt oder sich abstützt, bereitet sich aufs Leben vor.

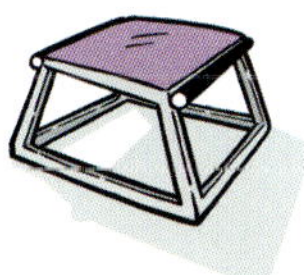

LANGHANTEL: Wer maximale Kraft aufbauen möchte, kommt nicht an der Langhantel vorbei. Ein elementares Trainingsgerät.

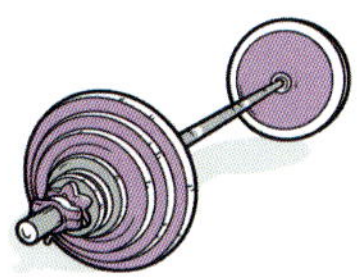

JUMPER/GYMNASTIKBALL: Koordination und Balance – mit diesen Geräten werden Sie daran arbeiten.

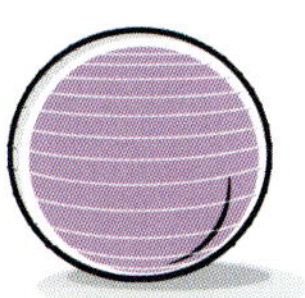

Wie fit bin ich?

Wie steht es um Ihre funktionelle Fitness? In diesem Teil testen Sie, ob Sie ein ausgeglichener Sportler sind. Danach können Sie sich einordnen, ob Sie eher zu den Anfängern oder doch zu den Fortgeschrittenen oder den Profis gehören.

Wie gut bin ich sonst in Form? Diese Frage können Sie sich in diesem Kapitel selbst beantworten. Anhand von zehn verschiedenen Tests checken Sie Ihre Stärken und Schwächen. Dabei fragen wir Ihre Beweglichkeit, Kraft, Ausdauer und Koordination ab. Dieser Kurztest hilft Ihnen, die richtige Auswahl der Übungen zu finden und sich in die passende Kategorie einzuordnen (Anfänger, Fortgeschrittener, Profi). Grundsätzlich empfehlen wir Ihnen aber, mit den Anfänger-Übungen und -Trainingsplänen zu starten. Wiederholen Sie den Test monatlich, um Ihre Fitness-Entwicklung zu überprüfen. Zur Einschätzung Ihres Fitness-Stands bedienen wir uns der Anforderung, die man beim Militär findet. Das hat nichts mit unserer militanten Ader zu tun, vielmehr mit der großen Vielseitigkeit dieser Tests.

Die entscheidende Rumpfkraft

Die Tests der Rumpfkraft dienen dazu, ein ausgewogenes Kraftverhältnis der Körperseiten zu ermitteln. Wenn eine Seite Anfängerniveau zeigt, hat Ihr Rumpf Anfängerniveau, selbst wenn eine andere Seite Profi-Ergebnisse erzielt. Für komplexe Kraftübungen gilt: Die Kette ist so stark, wie ihr schwächstes Glied.

Fitness-Studios sind voll von Athleten, die 300 Kilogramm an der Beinpresse mit Leichtigkeit schaffen, an 150-Kilogramm-Kniebeugen aber scheitern. Nicht wenige von ihnen werden schon Probleme haben, ihren Rumpf beim Liegestütz vernünftig stabilisieren zu können. Der limitierende Faktor dabei ist in der Regel das Unvermögen des Athleten, seine Wirbelsäule unter Last stabil zu halten – und das fängt beim eigenen Körpergewicht an.

Rückenpapst Stuart McGill bestätigt das: »Fast alle Leute, die Rückenschmerzen entwickeln, machen Bewegungsfehler. Der wohl häufigste ist, die Wirbelsäule zu bewegen, während sie unter Last ist.« Wirklich stark sind Sie also nur, wenn der Rumpf die Kraft Ihrer Beine bis zu den Armen weiterleiten kann. Die Übungen in diesem Buch wurden exakt unter diesem Gesichtspunkt ausgewählt. Insbesondere die Überkopfkniebeuge mit Ball ist dazu geeignet, die Zusammenarbeit der Körperabschnitte zu schulen. Aber seien Sie vorsichtig: Klassische Kraftübungen brauchen Geduld, Hingabe und Sorgfalt; sie wollen gemeistert werden. Willkommen im echten Leben. Wer häufiger mit der Bahn reist, kann bei jedem Halt die Wirkungslosigkeit der meisten Fitness-Regime bewundern; immer dann, wenn die Koffer in die Gepäckablage über Kopf sollen. Hier spielt das Training mit freien Gewichten seine Stärken aus, denn ähnlich wie das Gepäck, folgt die Hantel keiner festen Bewegungsbahn, es sein denn, diese Bahn wird vom Athleten erzeugt.

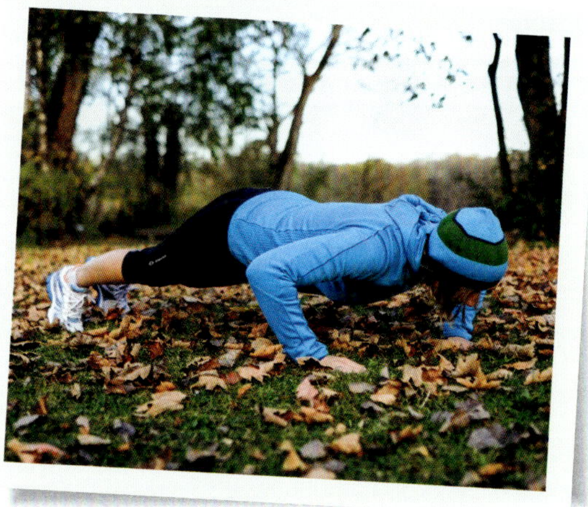

Klassiker des Krafttrainings: Der Liegestütz stärkt Schulter, Brust und Brustwirbelsäule.

Test Ihrer Fitness:

1 *Seitstütz: Sie sind in Seitlage, stützen sich auf den Ellbogen, die Beine liegen aufeinander. Heben Sie nun das Becken ab, bis Ihr Körper eine gerade Linie bildet. Bleiben Sie in dieser Position bis Abbruch durch Erschöpfung.*

ANFÄNGER
60 Sekunden
FORTGESCHRITTENER
90 Sekunden
PROFI
über 90 Sekunden

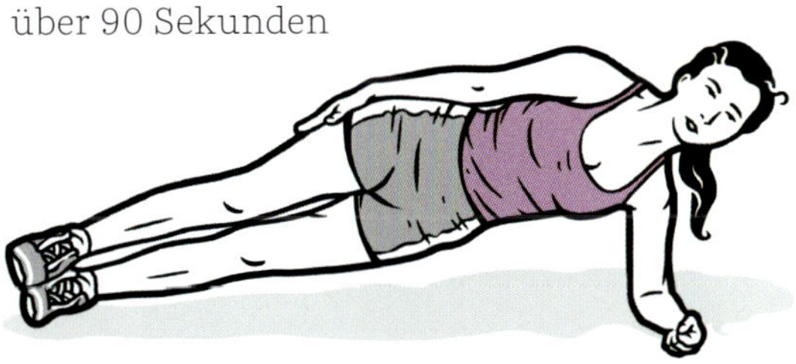

2 *Gehaltener Situp: Sie Sitzen mit angestellten Beinen auf dem Boden, der Oberkörper ist nach hinten geneigt, zwischen Oberkörper und Boden ist ein Winkel von etwa 60°. Die Wirbelsäule sollte dabei möglichst gerade gehalten werden. Verharren Sie in dieser Stellung, so lange Sie können.*

ANFÄNGER
70 Sekunden
FORTGESCHRITTENER
130 Sekunden
PROFI
über 130 Sekunden

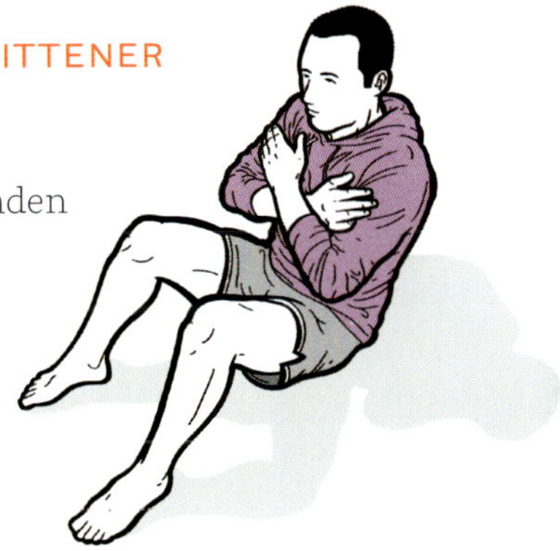

3 *Supermann: Legen Sie sich bäuchlings auf den Boden und heben Sie Beine, Kopf und Arme ab. Die Arme werden neben den Kopf gehoben. Halten Sie diese Position so lange Sie können.*

ANFÄNGER
140 Sekunden
FORTGESCHRITTENER
180 Sekunden
PROFI
über 180 Sekunden

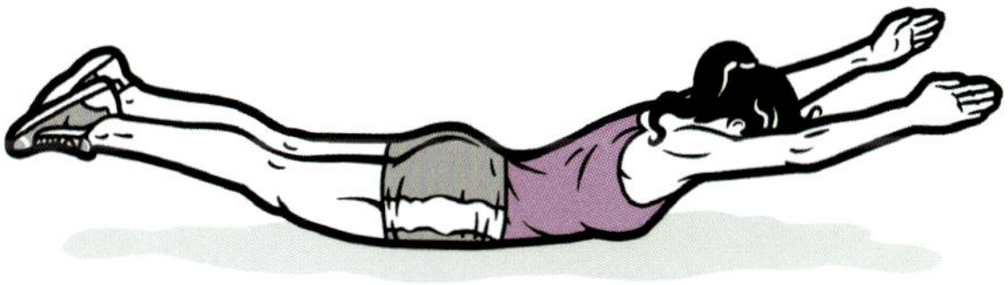

4 *Sind Sie in der Lage, mit Ihren Fingern den Boden vor Ihren Zehen zu berühren und dabei die Knie durchgedrückt zu lassen?*

ANFÄNGER
Sie erreichen knapp die Schienbeine.
FORTGESCHRITTENER
Sie berühren mit den Fingerspitzen den Boden.
PROFI
Die Handflächen liegen auf dem Boden.

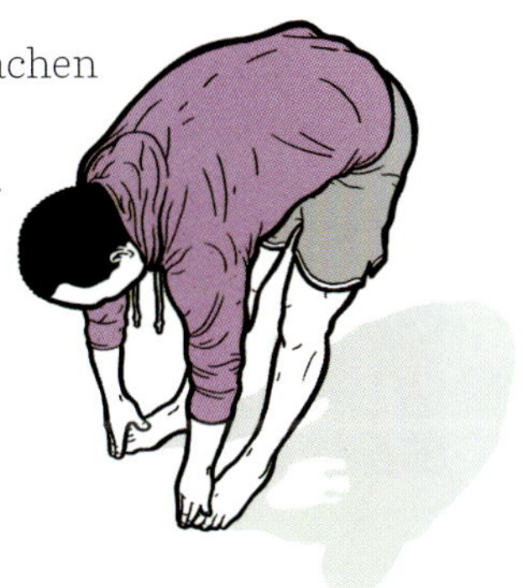

5 *Stellen Sie sich barfuß mit dem Gesicht zu einer Wand mit etwa 15 Zentimetern Abstand. Stand etwas weiter als hüftbreit, Großzehen zeigen minimal nach außen. Versuchen Sie eine Kniebeuge, ohne mit Stirn oder Nase die Wand zu berühren und die Fersen vom Boden zu lösen, bis Ihr Oberschenkelknochen waagerecht steht.*

ANFÄNGER
Sie schaffen einen rechten Winkel im Knie. Fersen am Boden.

FORTGESCHRITTENER
Oberschenkel stehen parallel zum Boden. Die Fersen am Boden.

PROFI
Senken das Gesäß bis zum Fersensitz.

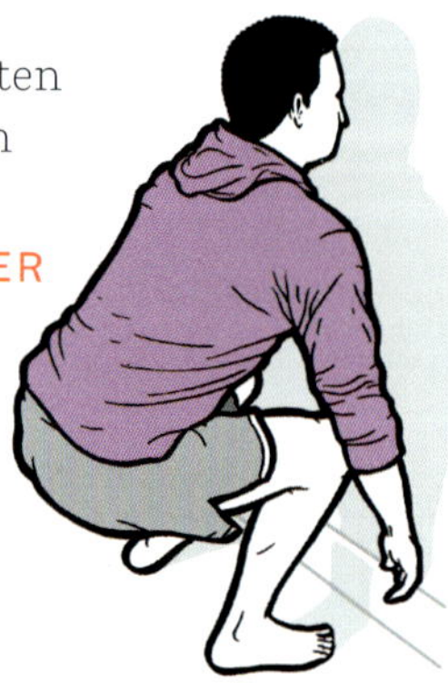

6 *Können Sie mit Fersen, Po, Schulterblättern und Hinterkopf an einer Wand stehen und die Arme soweit nach vorne oben heben, dass Ihre Arme neben Ihren Ohren sind und Ihre Daumen die Wand berühren?*

ANFÄNGER
Po und Schultern bekommen Sie an die Wand. Den Hinterkopf nicht.

FORTGESCHRITTENER
Sie schaffen es, die Daumen an die Wand zu legen.

PROFI
Die Daumen sind an der Wand, Kopf und Schultern können abgelöst werden

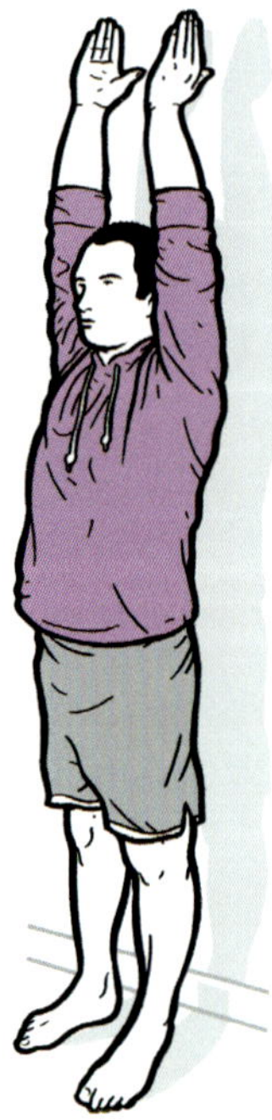

7 *Einbeinaufstehen: Sie sitzen auf einem Stuhl mittlerer Höhe (ca. 47 cm). Verschränken Sie die Arme vor der Brust und versuchen Sie, mit einem Bein aufzustehen. Wenn Sie dazu nicht in der Lage sind, liegt Ihre Beinkraft im unteren Durchschnitt.*

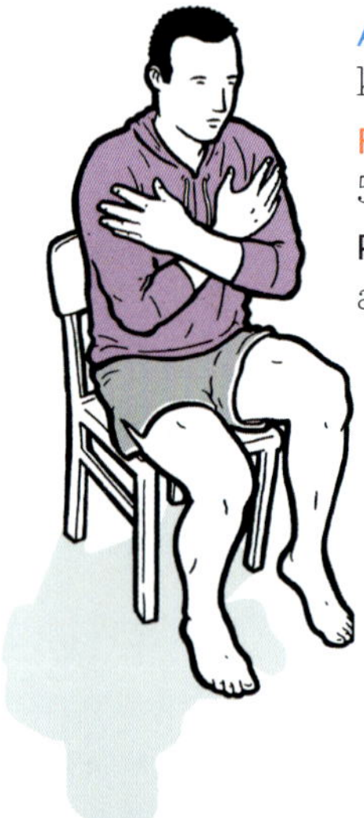

ANFÄNGER
keine

FORTGESCHRITTENER
5 in 10 Sekunden

PROFI
ab 8 in 10 Sekunden

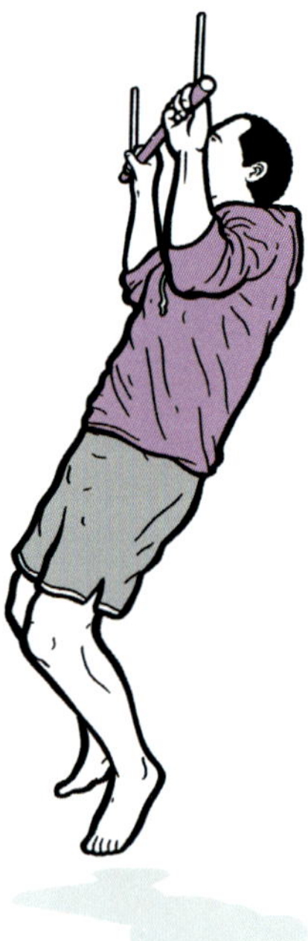

8 *Beim United States Marine Corps gelten 3 volle Klimmzüge als Minimalanforderung, bei den Navy SEALs sind es derer schon 8 als Einstellungsvoraussetzung. Um mithalten zu können, sind jedoch 15–20 gern gesehen.*

ANFÄNGER
Nur hängen, mit Kinn über der Stange, für 5 Sekunden

FORTGESCHRITTENER
5 Klimmzüge

PROFI
ab 10 Klimmzüge

9 Liegestütz: Im aktuellen Fitnesstest der Bundeswehr kommt der Liegestütz als Minimalanforderung nicht mehr vor. Noch 2009 war das anders. Wiederholungszahlen unter 10 galten nur bei Soldaten jenseits des 50. Lebensjahrs als akzeptabel. Bei den Elite Soldaten der SEALs hingegen sind 42 das Minimum – 100 gelten als guter Durchschnitt.

ANFÄNGER
unter 10 Wiederholungen
FORTGESCHRITTENER
15–20 Wiederholungen
PROFI
über 30

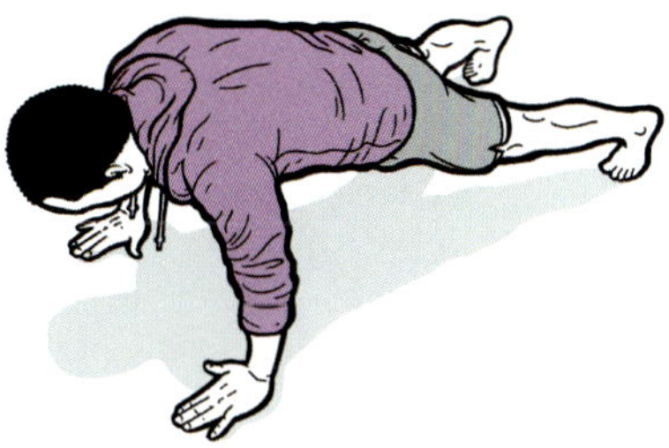

10 Sind Sie in der Lage, 30 Sekunden auf einem Bein zu stehen? Wenn nicht, zeigt Ihr Gleichgewicht deutliche Defizite. 30 Sekunden Einbeinstand mit geschlossenen Augen hingegen gelten als gute Leistung, alles darüber als sehr gut.

ANFÄNGER
Unter 30 Sekunden mit offenen Augen.
FORTGESCHRITTENER
30 Sekunden mit geschlossenen Augen.
PROFI
Über 45 Sekunden mit geschlossenen Augen.

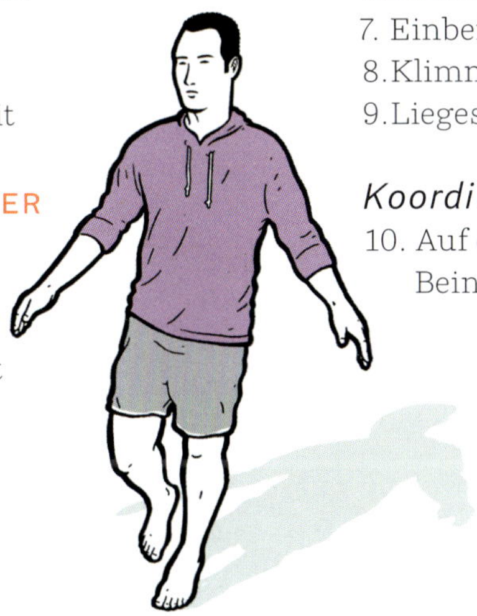

So fit sind Sie:

Wer im Rumpf und in der Beweglichkeit Schwächen zeigt, sollte immer zum Anfängertraining greifen. Dadurch werden Fehlhaltungen vermieden, und Sie können sich langsam an die schwereren Übungen rantasten. Denken Sie daran: Wer sich anfänglich bei zu schwerem Training verletzt, hat einen geringeren Trainingsfortschritt als jemand, der mit dem vermeintlich Leichten startet.

Auswertung:

	ANF.	FORTG.	PROFIS
Rumpf			
1. Seitstütz	☐	☐	☐
2. Sit-Ups	☐	☐	☐
3. Supermann	☐	☐	☐
Beweglichkeit			
4. Vorbeugen	☐	☐	☐
5. Hocke	☐	☐	☐
6. Daumen an die Wand	☐	☐	☐
Kraft Arme und Beine			
7. Einbeinaufstehen	☐	☐	☐
8. Klimmzüge	☐	☐	☐
9. Liegestützen	☐	☐	☐
Koordination			
10. Auf einem Bein stehen	☐	☐	☐

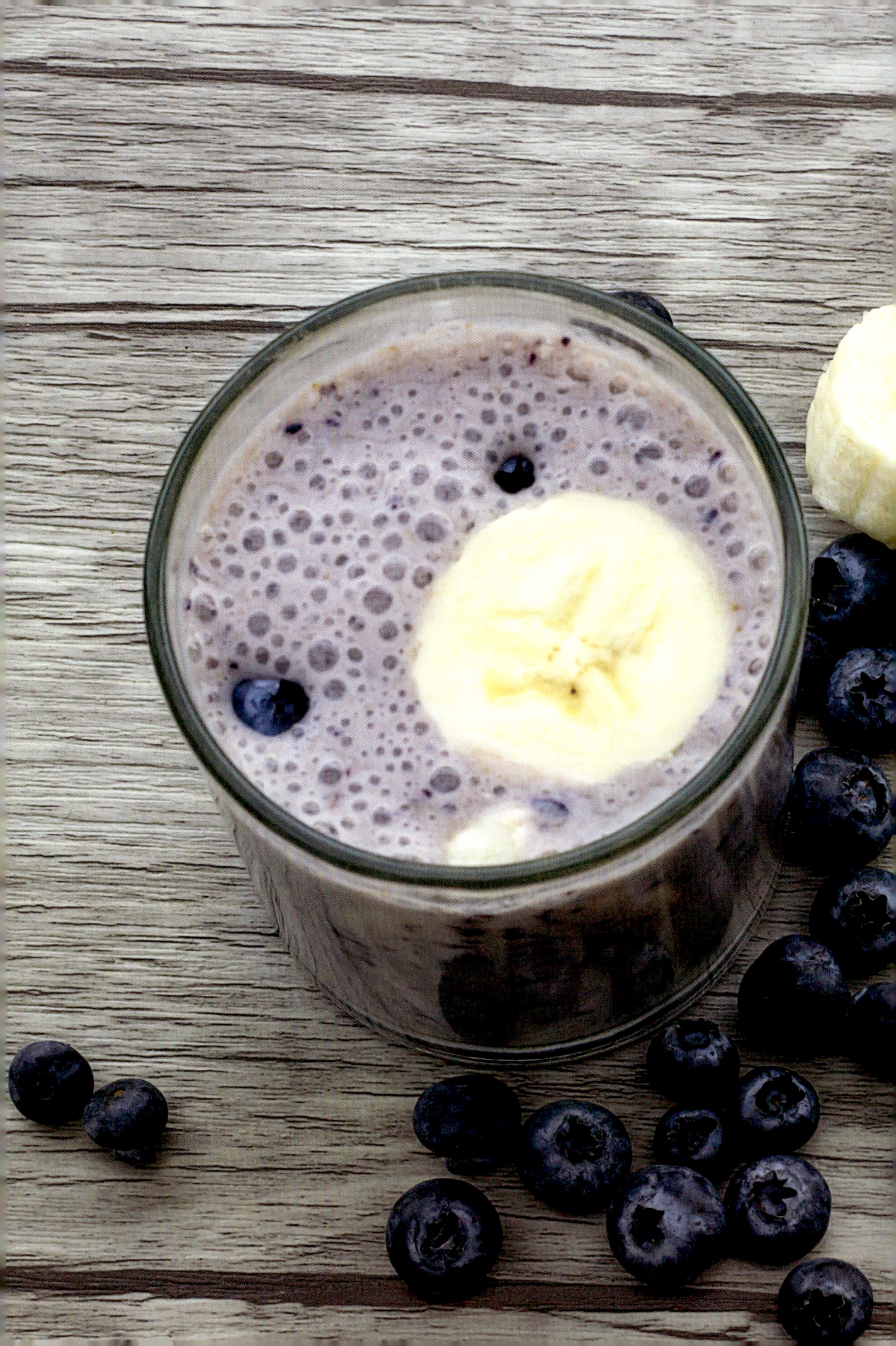

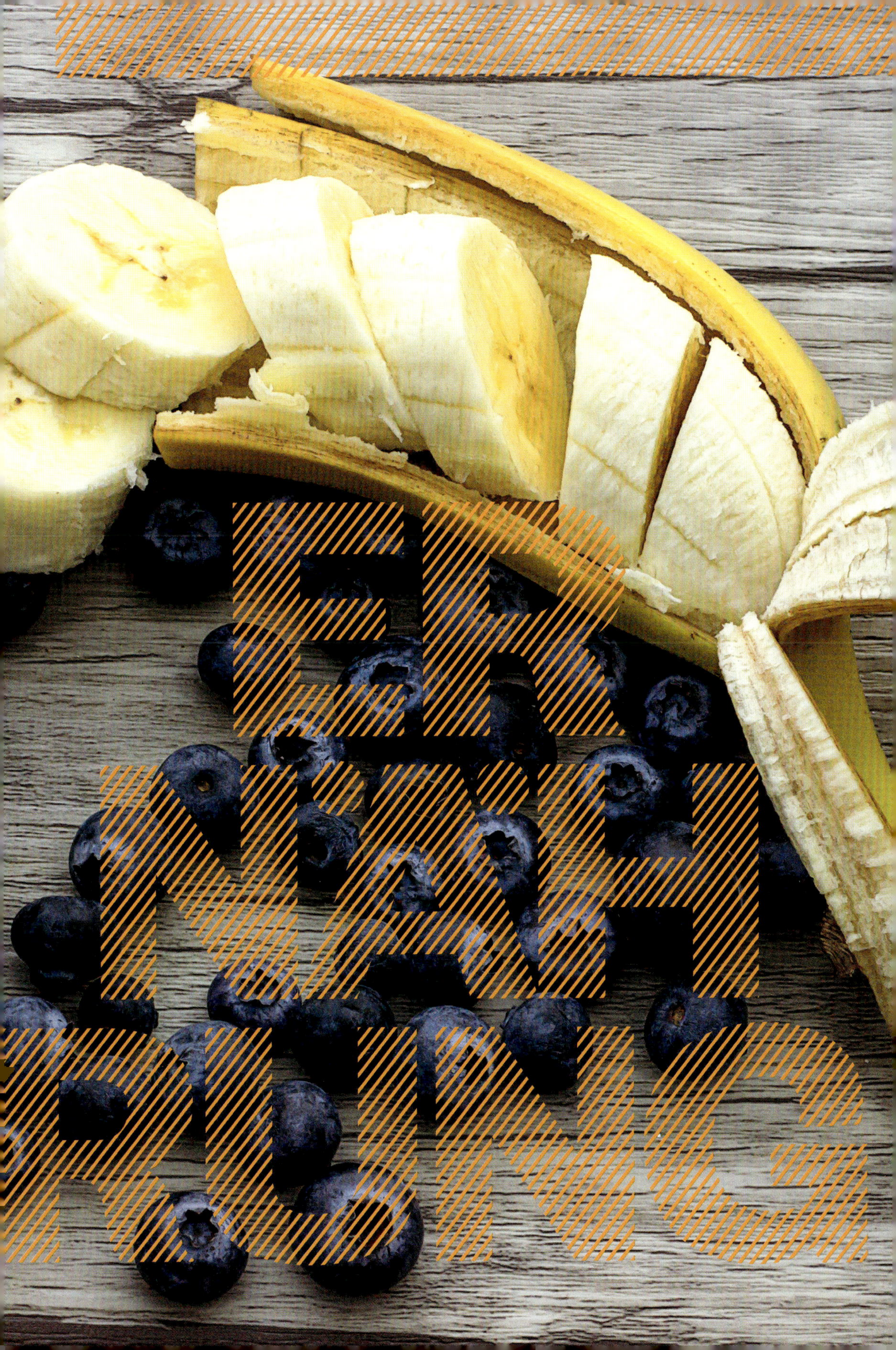
ER
NAH
RUNG

Besser essen

Lycra lügt nicht, besonders nicht vor dem Spiegel. Matthias Lot streicht sich über den Bauch und zupft an den Hosenbündchen. Ein »hm« und der zerknirschte Gesichtsausdruck sagen alles: Lot hat zugelegt und das obwohl er brav Kilometer im Winter abspulte und im Fitnessstudio Eisen bog. »Irgendwas ist da falsch gelaufen«, erklärt der 42-jährige Berliner. »Ich seh aus wie die berühmte Wurst in Pelle.« Dabei glaubt Lot im Grunde sehr gut zu essen. »Ich weiss wie es läuft. Ich bin jahrelang Radrennen gefahren und hab mich mit dem Thema intensiv auseinandergesetzt.« Dennoch, die leichte Wölbung unter dem Trikotreißverschluss beweist das Gegenteil.

Die Winterplauze kennt Sportwissenschaftler Clemens Hesse nur zu gut. Der Radtrainer betreut viele Weltklasseathleten genauso wie Jedermänner. »Das Phänomen ist ja relativ natürlich. Jeder futtert nach einer harten Saison über den Winter einfach etwas mehr. Aber darum geht es nicht. Mit einer optimierten Ernährung verschwinden nicht nur die Polster, sondern Trainingsreize werden besser verarbeitet«, erklärt Hesse. Dabei hat die Überprüfung der Ernährungsgewohnheiten der Sportler einen hohen Stellenwert, denn dort finden sich zum Teil erstaunliche Ergebnisse. »Da ich sowohl Profis, wie auch Hobbysportler betreue, kenne ich alle Extreme. Es kommt nicht selten vor, dass ich Sportler habe, die fast nichts essen – egal ob Profi- oder Hobbyradler«, erklärt Hesse und zückt ein Stück Papier. »Ganz simpel und einfach, ein Ernährungsprotokoll.« Mit solch einem Protokoll begibt sich Hesse auf Spurensuche um eventuelle Engpässe oder Maßlosigkeit in der Ernährung zu finden. Der Sportler zeichnet dabei eine Woche lang jeden Bissen, jeden Schluck den er getrunken hat auf. Oftmals stellen die Sportler selbst schon beim Ausfüllen des Protokolls fest, welche Stellschrauben es an ihrer Ernährung gibt. »Man hält den Athleten einen Spiegel vor, doch das Umschalten auf eine bessere Ernährung funktioniert nicht von alleine, man muss Richtlinien mitgeben.«

Auf Spurensuche

Wollen Sie selber Ihre Ernährung verbessern, dann nutzen Sie die Möglichkeit, mit dem Ernährungsprotkoll-Vordruck die kleinen oder großen Fehler Ihrer Ernährung herauszufinden und zu verbessern. Dabei tragen Sie alles ein was Sie trinken und essen. Damit Sie nicht im Alltag jedesmal den Stift zücken müssen, fotografieren Sie einfach Ihre Mahlzeit mit dem Smartphone ab – abends können Sie die Gerichte nachtragen. Zusätzlich bietet sich ein Besuch bei Ihrem Hausarzt an, der ein großes Blutbild erstellen und zudem Ihren Vitamin-D-Status bestimmen sollte. Die Ergebnisse sollten Sie intensiv mit Ihrem Arzt oder einem Ernährungswissenschaftler besprechen. Hier gibt es so viele Variablen, die sich zum Teil gegenseitig beeinflussen, dass allgemeine Tipps hier fahrlässig wären. Dennoch, mit Ihrem 7-Tage-Protokoll können Sie einen Kurzcheck Ihrer Ernährungsgewohnheiten durchführen (siehe Kasten Seite 56) und Sie finden spezielle Tipps bei einem der vier Ernährungstypen, bei dem Sie sich zuordnen sollten.

Essen anpassen

»Das Leben bestimmt das Essen«, erklärt Ernährungsberater Phillip Rauscher aus Reutlingen. Der Experte schlüsselt dabei eine ganz einfache Richtlinie auf: »Wer hart trainiert, sollte mehr Kohlenhydrate verzehren. Wer weniger hart oder gar nicht trainiert, braucht viel weniger von diesem Supertreibstoff.« Das sieht Clemens Hesse ähnlich und hat für seine Athleten eine Faustformel entwickelt. »Kalorien zählen und Essen wiegen gehört für mich schon in die Kategorie beginnende Essstörung. Der Mensch hat im Grunde ein sehr gutes Gespür für die Mengen, die er benötigt. Mit der Faustformel (siehe Kasten Seite 47) schaffen wir eine sehr einfach nachzuvollziehende Struktur für den Alltag, die sich besonders an die Intensität aber auch an die Dauer eines Training richtet«, erklärt der Wissenschaftler.

Mit der Formel und dem Check aus Ihrem Ernährungsprotokoll, können Sie relativ einfach eine optimierte Sporternährung konzipieren, die vor allem alltagstauglich und ohne Restriktion auskommt.

Einfach Essen
mit diesen Lebensmitteln und der Faustformel verlieren Sie Pfunde und erholen sich besser nach dem Training.

KOHLENHYDRATE: Vollkorngetreide-Produkte (z. B. Pasta, Brot, Haferflocken), parboiled- oder Naturreis, Quinoa, Amaranth, Hirse, Kartoffeln, Süßkartoffeln, Hülsenfrüchte wie Linsen, Kichererbsen, Kidney-Bohnen; wenig Zucker verwenden.

FETTE: In Maßen verwenden. Olivenöl, Kokosfett, Butter von grasgefütterten Kühen.

PROTEINE: Fisch, Meeresfrüchte, magere Fleischsorten, Geflügel, Eier, Milchprodukte (z. B. Hüttenkäse, Quark), Tofu, Nüsse und Samen (z. B. Sonnenblumenkerne, Mandeln), Hülsenfrüchte wie Linsen oder Kichererbsen (in Maßen, da zum Teil hoher Kohlenhydratanteil).

GEMÜSE, SALAT, OBST: Saisonales oder tiefgekühltes Gemüse (roh und/oder gekocht), Pilze, Salat, zuckerarme Obstsorten (z. B. Apfel, Orange, Beerenmischungen) abwechslungsreich und in verschiedenen Farben (z. B. rot = Tomate, grün = Feldsalat).

Ernährungstypen

DER MASSLOSE

Quantität steht im Vordergrund des Maßlosen und er kämpft oft mit starken Gewichtsschwankungen. Einkaufen empfinden Sie als lästig. Sie wollen kurze Wege und einen günstigen Preis. Sie nehmen Ihr Essen unreflektiert auf und zum Teil in zu großen Portionen. Mikrowellengerichte, Fastfood und Tiefkühlkost finden sich als Ernährungsgrundlage. Gesunde Ernährung spielt eine unbedeutende Rolle und es geht mehr um das Stillen von Appetit und Heißhunger. Mahlzeiten werden unregelmäßig eingenommen. Häufig isst er weiter, obwohl sein Hunger schon gestillt ist – oft auch noch spät am Abend. Den Maßlosen schmeckt es am besten, wenn sie in Gesellschaft von Freunden und Familie essen. Denn in diesem Rahmen haben sie die Möglichkeit, Mahlzeiten richtig zu zelebrieren.

OPTIMIERUNG: Zügeln Sie Ihren Appetit. Maßlose profitieren stark von einer kohlenhydratreduzierten Ernährung, die wenig Blutzuckerspiegelschwankungen hervorruft (weniger Heißhunger). Versuchen Sie vor allem mehr Gemüse ins Essen zu integrieren.

DER GEHETZTE

Sie sind immer unter Zeitdruck und für Essen im Alltag gibt es bei ihnen kaum Platz. Einkaufen ist für sie eine lästige Pflicht - sie investieren kein Geld in qualitativ hochwertige Produkte. Essen ist für sie Nebensache – besonders Snacks und Fast-Food sind an der Tagesordnung. Sie nehmen also oft kleine Mahlzeiten zu sich, ohne Plan und Konzept. Dabei treibt sie der Heißhunger an. Die Gehetzten sind sich durchaus darüber bewusst, dass sie besser auf ihre Ernährungsweise achten sollten – der Zeitmangel lässt dies allerdings nicht zu. Das Herz der Gehetzten schlägt für deftige Kost, sei es aus der heimischen oder internationalen Küche. Im Training fällt er öfters in den Unterzucker und regeneriert schlecht.
OPTIMIERUNG: »Weniger Snacks« heißt die Maxime beim Gehetzten. Konzentrieren Sie sich auf drei Hauptmahlzeiten und zwei Zwischen-Snacks. Vor dem Training (besonders bei intensiven Ausfahrten) sollte drei Stunden vorher eine kohlenhydratreiche Mahlzeit gegessen worden sein. Nach dem Training genügend trinken und ebenfalls etwas Kohlenhydratreiches essen (Milchreis mit Frucht).

DER HARMONISCHE

Sie sind Genussmenschen, die mit sich und ihrer Umwelt im Einklang sind. Sie legen Wert auf eine frische und ausgewogene Ernährung. Qualität ist ihnen einen höheren Preis wert. Sie sind leidenschaftliche Köche. Dieser Ernährungstyp kocht gerne, sowie häufig und dies mit hohem Aufwand. Er denkt dabei an die Familie, will sie ausgewogen und gesund ernähren und schätzt das Gemeinschaftserlebnis bei Tisch. Wenn sie außer Haus essen, besuchen sie mit der Familie ein gutes Restaurant. Hohe Qualität bestimmt das Einkaufsverhalten. Frische und Qualität sind die Schlagwörter beim Einkaufsverhalten der Nestwärmer. Um diese Eigenschaften aufrechtzuerhalten,wird auch gern etwas tiefer in die Tasche gegriffen. Tiefkühlprodukte haben bei diesem Ernährungstyp wenig Chancen. Damit die Qualität auch wirklich stimmt, erkundigen sich die Harmonischen zum Beispiel beim Einkauf nach der Herkunft der Lebensmittel.
OPTIMIERUNG: der Harmonische hat häufig kaum Optimierungspotenzial, nur im Teil der Regeneration kann vielleicht nachgeholfen werden. Besonders bei intensiven Ausfahrten bietet sich nach dem Training eine kohlenhydratreiche Mahlzeit an.

DER KÖRNERZÄHLER

Sie kennen die Zusammensetzung eines jeden Lebensmittels und achten penibel auf ihre Ernährung. Der Körnerzähler ist extrem austrainiert, das ganze Jahr durch. Er kocht optimiert aber leidenschaftslos. Essen erfüllt einen Zweck. Teilweise wird Essen abgewogen und der tägliche Gang auf die Waage bestimmt ihren Gemütszustand. Außer Haus bestellen sie mit Sonderwünschen oder lassen Reste auf dem Teller zurück. Gewicht hat einen höheren Stellenwert als Leistung. Oftmals wird versucht einen Leistungsrückgang mit Gewichtsverlust zu kompensieren. Körnerzähler neigen stärker zum Übertraining.
OPTIMIERUNG: Essen Sie freier und wiegen Sie sich nur einmal im Monat. Entwickeln Sie wieder ein besseres Körperge-

Die Faustformel für Alltag und Training

Eine Faust/Handfläche (ohne Finger) bestimmt in etwa die Portionsgröße eines Makronährstoffs (in diesem Fall Kohlenhydrate und Proteine) und von Gemüse, Salat oder Obst.

Essen im Alltag, bei wenig bis keinem Training

FRÜHSTÜCK: Eine Faust Protein und Gemüse/Salat/Obst. Beispiel: Rührei (zwei, bis drei Eier und Zucchinischeiben).

SNACK: Eine Packung Hüttenkäse oder Quark mit Obst.

MITTAG: Eine Faust Protein, Gemüse/Salat/Obst und eine Faust Kohlenhydrate. Beispiel: Vollkornspagetti mit Thunfisch und Gemüse.

SNACK: Eine Handvoll Walnüsse und ein Apfel.

ABENDESSEN: 2 Fäuste Protein, 2 Fäuste Gemüse. Beispiel: 1 Stück Lachsfilet, frisches Gemüse (z. B. rote Paprikastreifen, Zucchini- und Tomatenscheiben).

Essen im Alltag mit lockerem Training

FRÜHSTÜCK: Eine Faust Protein und Gemüse/Salat/Obst und Kohlenhydrate. Beispiel: Vollkornsandwich mit Hüttenkäse belegt mit Gurkenscheiben und Paprika. Optional noch eine Scheibe Lachs.

SNACK: 500 ml Buttermilch (natur) und eine Orange.

MITTAG: Eine Faust Protein, Gemüse/Salat/Obst und eine Faust Kohlenhydrate. Beispiel: Amaranth mit Geschnetzeltem (Huhn) und großem Salat.

SNACK NACH DEM TRAINING: Beispiel: kleine Schüssel Maisgrießbrei (mit Ei geschlagen) und Blaubeeren.

ABENDESSEN: 2 Fäuste Protein, 2 Fäuste Gemüse. Beispiel: Thunfischfilet mit Bohnen und Artischockenherzen.

Essen im Alltag mit hartem Training

FRÜHSTÜCK: Eine Faust Protein und Gemüse/Salat/Obst und Kohlenhydrate. Beispiel: Müsli (ungezuckert), Quark, halbe Banane und Apfel mit reingeschnitten.

SNACK: 30 g dunkle Schokolade (mindestens 70 %).

MITTAG: Eine Faust Protein, Gemüse, Salat, Obst und zwei Fäuste Kohlenhydrate. Beispiel: Quinoa mit Geschnetzeltem und Brokkoli.

SNACK NACH DEM TRAINING: Ein Recoveryshake oder 500 ml Kakao.

ABENDESSEN: 2 Fäuste Protein, 2 Fäuste Gemüse, eine Faust Kohlenhydrate: z. B. 1 Stück großes Putenbrustfilet, 2 Paprika, 1 Tomate, 1/2 Tasse ungeschälten Reis.

fühl und gehen Sie nicht hungrig ins Bett. Besonders nach dem Training (egal, ob locker oder intensiv) sollte der Körnerzähler kohlenhydratreich essen.

Interview Philipp Rauscher, Ernährungswissenschaftler

Sportler, die zum Saisoneinstieg ihre Ernährung ändern, wollen vor allem Gewicht verlieren. Dabei haben sich zwei Trends in den letzten Jahren herauskristallisiert: wenige bis keine Kohlenhydrate oder stark kalorienreduziert durch low fat. Eignen sich diese Methoden überhaupt, wenn Sportler voll im Training stehen?

PHILIPP RAUSCHER: Eine negative Energiebilanz ist Voraussetzung für eine Körperfettreduktion. Von drastischen Diät-Methoden ist allerdings abzuraten. Auch sollten Gewichtsreduktionsstrategien in hochintensiven Trainingsphasen oder Wettkampfvorbereitungen gemieden werden, um die Qualität des Trainings nicht zu beeinträchtigen. Eine verminderte Energiezufuhr kann zudem auch das Verletzungs-und Erkrankungsrisiko erhöhen und sollte daher sorgfältig geplant und individuell abgestimmt werden. Eine moderat kalorienreduzierte Ernährung mit betonter Zufuhr hochwertiger Proteine ist für Radsportler vorteilhaft, um den Verlust wertvoller Muskelmaße zu minimieren, denn bei einer Gewichtsreduktion wird neben Fettgewebe auch immer die Muskulatur angegriffen. Neben den Fetten sollten zudem Kohlenhydrate (Pasta, Brot, Kartoffeln) eingeschränkt und der Verzehr auf den Trainingsplan abstimmt werden.

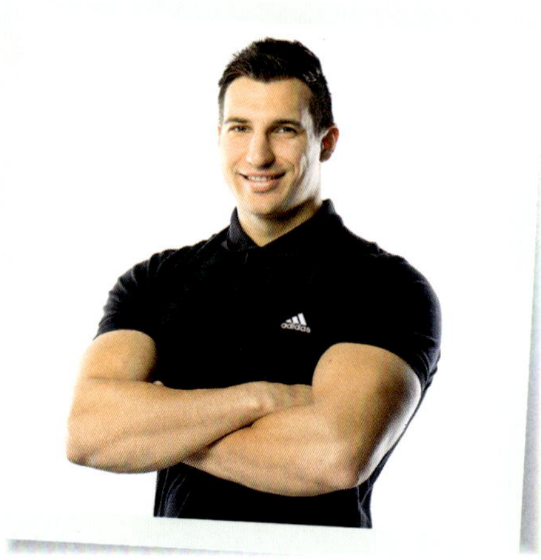

Gefragter Mann: Ernährungswissenschaftler Philipp Rauscher von www.logisch-ernaehren.com.

Vieles dreht sich um Protein und deren Timing. Wie sollte denn generell gegessen werden um die Form zu verbessern und das Körperfett zu verringern?

Hochwertige Proteine, direkt nach der Belastung konsumiert, sind wichtig für den akuten Regenerationsprozess und unterstützen Ausdauertraining-spezifische Anpassungen. Für den Muskelerhalt ist es zudem sinnvoll, proteinhaltige Mahlzeiten und Snacks in intervallartigen Abständen von 3-4 Stunden über den Tag verteilt zu konsumieren. Beispiel: Rührei zum Frühstück, als Snack etwas Hüttenkäse, Putenbrustfilet zum Mittagessen, nach dem Training einen Protein-Shake und abends gegrillten Fisch. Muskeln sind ja nicht nur wichtig für Leistung sondern auch für den Energieverbrauch, denn diese verbrauchen mehr Kalorien als Fettgewebe.

Proteine optimieren auch das Sättigungsgefühl wodurch das Appetitgefühl vermindert wird und es leichter fällt, eine kalorienreduzierte Ernährung durchzuhalten. Hochwertige Proteinquellen wie fettarme Milchprodukte, mageres Fleisch,

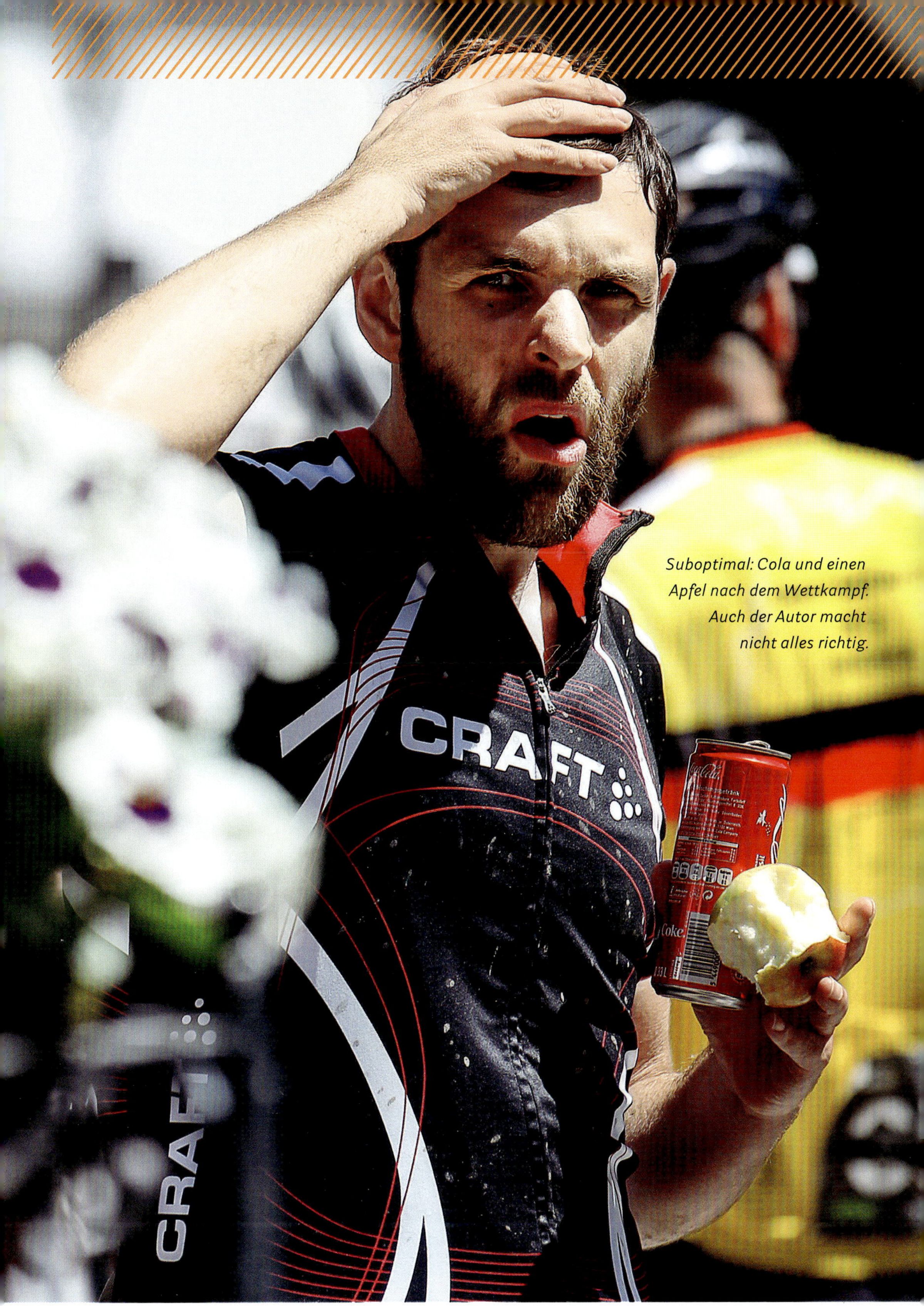

Suboptimal: Cola und einen Apfel nach dem Wettkampf. Auch der Autor macht nicht alles richtig.

Fisch, Eier, Tofu sollten nicht nur strategisch zum richtigen Zeitpunkt verzehrt werden, sondern auch die jeweilige Menge spielt eine wichtige Rolle. Pro Portion wird laut aktueller Datenlage ca. 20–25g hochwertiges Protein bzw. genauer 0,3 g pro kg Körpergewicht empfohlen.

Viele Sportler kämpfen eigentlich mit Delikatessproblemen, sie wollen nur drei bis vier Kilo verlieren, tun sich aber wahnsinnig schwer damit. Wie kann man diese letzten Pfunde effektiv runterkriegen? Hilft da ein Ernährungsprotokoll?

Die richtige Umsetzung, abgestimmt auf den Berufsalltag und das Training, ist nicht einfach. Nicht nur was gegessen wird, ist entscheidend, sondern auch wieviel und wann. Das protokollieren des eigenen Ess-/Trinkverhaltens dient in erster Linie der Selbstreflektion und nicht selten kommen dabei verzerrte Wahrnehmungen ans Licht. Es ist also ein erster Schritt um Optimierungsmöglichkeiten selbst zu erkennen, ersetzt allerdings keine gezielte Beratung durch einen Ernährungsexperten.

ERNÄHRUNGSPROTOKOLL

Um präzise Angaben über die Ernährung (Energieaufnahme, Nährstoffverteilung, Zufuhr von Vitaminen und Mineralstoffen usw.) zu bekommen, bitten wir Sie, über fünf Tage ein Ernährungsprotokoll zu führen. In den fünf Tagen soll ein Wochenende enthalten sein. Seien Sie ehrlich zu sich, bleiben Sie realistisch und versuchen Sie nicht während des führens des Ernährungsprotokolls besonders »gesund« zu leben. Nur eine reale Schilderung der Esssituation und der gegessenen und getrunkenen Lebensmittel hilft Ihnen.

ERLÄUTERUNG ZU DEN EINZELNEN SPALTEN

MAHLZEIT / UHRZEIT / DAUER

Jedes Mal, wenn Sie etwas essen oder trinken, notieren Sie hier die Uhrzeit und Mahlzeit. Z. B. 8:00 Uhr Frühstück, 12:00 Mittagessen und die Dauer der Mahlzeit z. B. 15 Minuten, 30 Minuten

ORT

Hier sollen Sie Angaben machen über die Esssituation; im Rennen, vor dem Fernseher, im Auto, am Tisch usw.

MENGE, z. B.

- *1 großer Teller Spaghetti*
- *3 EL Soße (Hack, Tomaten)*
- *3 Kugeln Eis*

LEBENSMITTEL / GETRÄNKE

Beispiel Brot und Zwischenmahlzeiten:

Bitte alle verwendeten Lebensmittel/Getränke getrennt aufschreiben, also nicht nur belegtes Brot notieren, sondern

- *Vollkornbrot*
- *Margarine vollfett*
- *Schnittkäse 45% F.i.Tr (Fett in der Trockenmasse)*

bei abgepackten Lebensmitteln bitte die Mengenangaben aufschreiben. Z. B. 125g Fruchtjoghurt: 3,5% Fett, 20g Schokoladenkekse.

BEMERKUNG/ SYMPTOME

Hier können Sie Angaben machen über: Stuhlgang, Infekte, Bauchschmerzen, Fieber, Erbrechen, ...

Tag 1

Name ______________________ Datum ______________

Körpergewicht ________ kg Körpergröße ________ cm Arbeitstag ☐ Wochenende ☐

MAHLZEIT UHRZEIT DAUER	ORT	MENGE	LEBENSMITTEL/ GETRÄNKE	BEMERKUNG/ SYMPTOME

Tag 2

Name ______________________ Datum ______________

Körpergewicht ________ kg Körpergröße ________ cm Arbeitstag ☐ Wochenende ☐

MAHLZEIT UHRZEIT DAUER	ORT	MENGE	LEBENSMITTEL/ GETRÄNKE	BEMERKUNG/ SYMPTOME

Tag 3

Name ______________________ Datum ______________

Körpergewicht ________ kg Körpergröße ________ cm Arbeitstag ☐ Wochenende ☐

MAHLZEIT UHRZEIT DAUER	ORT	MENGE	LEBENSMITTEL/ GETRÄNKE	BEMERKUNG/ SYMPTOME

Tag 4

Name ________________ Datum ________________

Körpergewicht ________ kg Körpergröße ________ cm Arbeitstag ☐ Wochenende ☐

MAHLZEIT UHRZEIT DAUER	ORT	MENGE	LEBENSMITTEL/ GETRÄNKE	BEMERKUNG/ SYMPTOME

Tag 5

Name ______________________ Datum ______________

Körpergewicht ________ kg Körpergröße ________ cm Arbeitstag ☐ Wochenende ☐

MAHLZEIT UHRZEIT DAUER	ORT	MENGE	LEBENSMITTEL/ GETRÄNKE	BEMERKUNG/ SYMPTOME

Analyse des Ernährungsprotokolls

Überprüfen Sie diese 4 Punkte des Protokolls und ändern Sie Ihre Ernährung, der Checkliste entsprechend.

1 GEMÜSE, SALAT, OBST? Essen Sie zu jeder Mahlzeit Gemüse oder Salat? Enthält Ihr Protokoll zwei Portionen Obst am Tag? Wie sieht es mit der Abwechslung aus – essen Sie nach dem »Regenbogen-Prinzip«? Beispiel: Rot: Tomate, Grün: Feldsalat, Blau: Blaubeeren, Weiß: Zwiebel, Gelb: Banane, Orange: Orange.

2 GETRÄNKE-CHECK: Wieviel trinken Sie am Tag? Mindestens zwei Liter Wasser? Wieviel trinken Sie im Training? Lassen Sie die Finger von Softgetränken wie Cola und süßen Brausen? Wieviel Alkohol gibt es bei Ihnen? Ein kleines Glas Wein ist ok, zwei Flaschen Bier nicht!

3 EIWEISSEINNAHME: Steckt in jeder Mahlzeit oder in jedem Snack Protein? Wenn ja, handelt es sich um hochwertige Proteinquellen, wie Milchprodukte, Fisch, Eier, mageres Fleisch und Geflügel? Sie sollten täglich mindestens 0,5 Gramm Protein pro Kilo Körpergewicht zu sich nehmen – besonders Sportler profitieren davon, da regenerative Vorgänge besser ablaufen.

4 KOHLENHYDRATE: Essen Sie zu zu jeder Mahlzeit Kohlenhydrate oder richten Sie die Einnahme nach Ihrem Training? Was für Kohlenhydrate essen Sie? Weißmehl-Produkte sollten selten aufgetischt werden, idealerweise nur in sehr trainingsintensiven Zeiten. Vollkornprodukte sind die bessere Wahl. Wie sieht es bei den Süßspeisen aus? Gibt es diese täglich? In welchen Mengen? Ein Stück Schokolade ist kein Problem, eine ganze Tafel schon.

Fett verbrennen und Gas geben?

Die letzte Rettung liegt auf dem Acker: Martin Weishaupt klickt aus den Pedalen und torkelt über den angefrorenen Boden. Seit drei Stunden hat er nichts mehr verzehrt. »Nüchterntraining«, hatte er noch vor dem Start der Ausfahrt gepredigt, sei die beste Wahl, um den Fettstoffwechsel zu aktivieren. Davon will der 29-Jährige jetzt nichts mehr wissen. Er stakst über den gepflügten Untergrund bis er vor einem Berg aus Zuckerrüben steht. Dann geht alles blitzschnell: Weishaupt grapscht sich eine der erdigen Früchte, putzt sie notdürftig ab und beißt rein – seine Rettung für die letzten 25 Kilometer Heimfahrt.

Ernährung im Radsport ist eine Mischung aus Wissenschaft, Tradition – und Mystik. Während die Tour-de-France-Rennfahrer in der heroischen Epoche der 1930er-Jahre noch zu Rotwein mit Ei griffen, gluckern Athleten heute hoch-getunte Kohlenhydrat-Drinks in sich hinein. Statt Baguette finden sich Riegel, Reiskuchen oder Gels in den Trikottaschen. Doch wie sieht eine gute Ernährungsstrategie vor allem während des Training aus?

Kohlenhydrat-Timing

Bei längeren und intensiven Einheiten sind Kohlenhydrate unerlässlich für maximale Leistung – einerseits. Wenn aber das Trainingsziel lautet, die Fettverbrennung zu verbessern, gibt es sie, die kohlenhydratarmen Strategien. Die Idee hinter diesem Training: Stehen keine oder nur sehr wenige Kohlenhydrate zur Verfügung, zieht der Körper vermehrt Fett als Energiequelle heran. Soll während des Ausdauertrainings der Fettstoffwechsel besonders angekurbelt werden, wirken sich Kohlenhydrate (Bananen, Riegel, Drinks), die vor oder während der Belastung verzehrt werden, kontraproduktiv aus, denn sie hemmen die Fettverbrennung während des Ausdauertrainings.

Ohne ausreichend verfügbare Kohlenhydrate ist der Körper aber nicht maximal leistungsfähig und wird stärker gestresst. Die Strategie der Kohlenhydrat-Reduzierung eignet sich deshalb nur für niedrigintensive oder kurze Einheiten. Einen Mangel an Kohlenhydraten bemerken Sie schnell an einem deutlichen Anstieg der Herzfrequenz bei gleicher Leistung. Nach dem »Mangel-Training« sollten außerdem wieder Kohlenhydrate verzehrt werden. Es gibt Studien, die eine verbesserte Ausdaueranpassung (Mitochondriale-Anpassung) belegen, wenn dem Körper weiterhin Kohlenhydrate vorenthalten bleiben, doch die Regeneration verlängert sich dadurch erheblich. Zudem erhöht sich das Risiko einer Erkältung. Generell gilt: Sportler die oft erkältet sind oder mit einem instabilen Immunsystem zu kämpfen haben, sollten

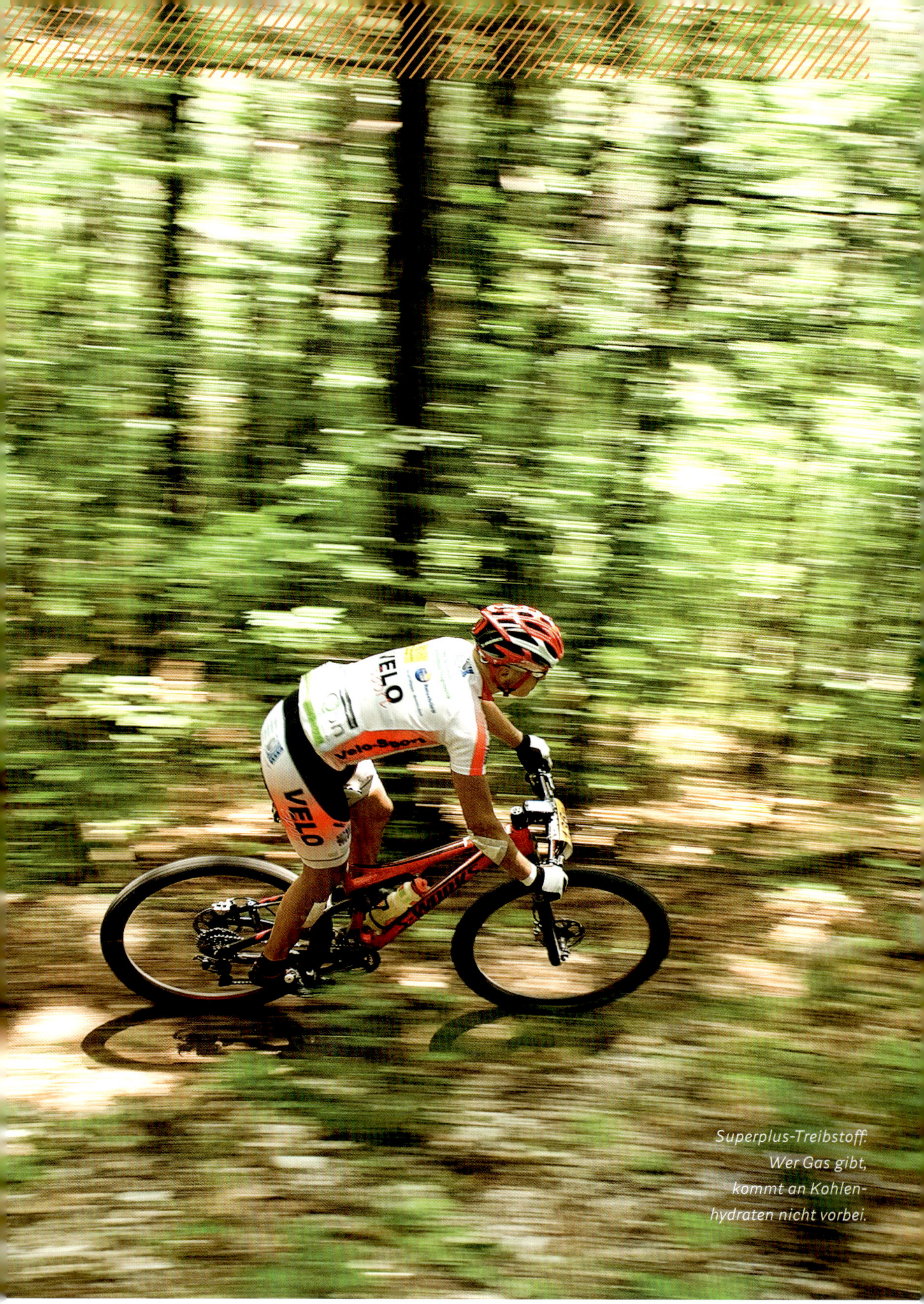

Superplus-Treibstoff: Wer Gas gibt, kommt an Kohlenhydraten nicht vorbei.

sehr vorsichtig mit solchen Strategien experimentieren.

»Wenn es zur Sache geht, führt kein Weg an Kohlenhydraten vorbei«, sagt Sportwissenschaftler Clemens Hesse. Er führt weiter aus: »Fett braucht mehr Sauerstoff, um Energie zu erzeugen. Will der Sportler hohe Leistung erbringen, wird er durch den fehlenden Sauerstoff und somit durch die Übersäuerung des Muskels limitiert.« Diesen Effekt möchte man bei intensiven Einheiten wie zum Beispiel im Schwellenbereich (entspricht dem Tempo, das man etwa eine Stunde halten kann) oder beim Training der maximalen Sauerstoffaufnahme-Kapazität (entspricht einer Geschwindigkeit, die maximal fünf Minuten aufrechterhalten werden kann) nicht haben, da sonst die Leistung nicht gewährleistet und somit nicht der gewünschte Reiz gesetzt wird.

Doch wie viel von dem Super-Sprit Kohlenhydrate soll es denn im Training sein? »Die maximal optimale Kohlenhydratzufuhr pro Stunde ist individuell unterschiedlich«, erklärt Hesse, ein Patentrezept gebe es nicht. Dennoch können Radsportler über ihren Kilojoule-Verbrauch (den zum Beispiel ein Powermeter anzeigt) etwa einschätzen, wie viel Treibstoff sie benötigen. Hesse ergänzt weiter: »Die Menge der verbrauchten Kohlenhydrate hängt hochgradig von der Intensität ab. Bei hartem Training von mehr als einer Stunde empfehle ich, alle 20 Minuten etwas kleines (ein kleines Gel) zu essen oder alle 15 Minuten etwa 250 Milliliter eines Kohlenhydratgetränks zu trinken.«

Reparaturdienst

Je länger ein Training dauert, desto stärker verschiebt sich das Stoffwechselgleichgewicht – der Körper baut Proteine ab, wobei Strukturen im Muskelgewebe verletzt werden. Das heißt, der Körper beginnt Muskeln zu verstoffwechseln. Doch keine Panik: Nach der Belastung läuft der Stoffwechsel auf Hochtouren und der Körperproteinaufbau ist stark angeregt. Besonders in dieser Phase unmittelbar nach der Belastung profitiert der Körper, wenn man hochwertige Proteine zuführt: Die Muskeln werden repariert, die Anpassung an die gesetzten Reize erfolgt.

Kohlenhydratarmes Training

Ideal am Morgen vor dem Frühstück, da der Körper nach dem Schlaf schon in der Ketose (Fettverbrennung) steckt.
Dauer: 30 Minuten bis maximal drei Stunden. Danach sollten wieder Kohlenhydrate zugeführt werden.
Intensität: Grundlagenausdauer.
Tipp: Bei langen, kohlenhydratarmen Einheiten kann eine Tasse Kaffee hilfreich sein – etwa auf der Hälfte der Tour. Das Koffein kann die mentale Leistungsfähigkeit erhöhen und den wahrgenommenen Anstrengungsgrad senken.

Training mit Kohlenhydraten

Die benötigte Menge an Kohlenhydraten ist individuell sehr verschieden und schwer zu ermitteln; es erfordert genaue Kenntnis der Stoffwechselökonomie, des Körpergewichts sowie der Arbeitsintensität (in Watt).

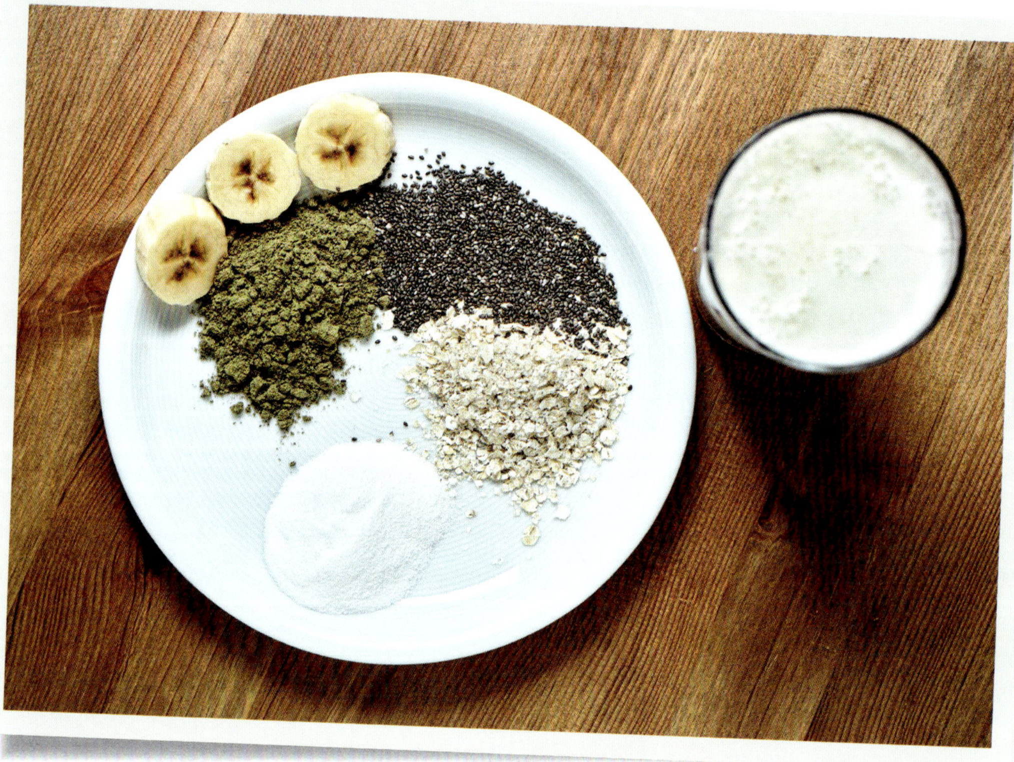

Selber machen: Chiasamen, Hanfprotein, Haferflocken, Banane – fertig ist der Recoveryshake.

Alles Zucker, oder was?

Erinnern Sie sich an den Giro de Italia 1998? Das Jahr indem Marco Pantani die Rundfahrt dominierte und im Anschluss gleich noch die *Tour de France* gewann? Und wissen Sie auch womit Pantani die Italien Rundfahrt gewann? Mit EPO mögen Sie sagen und damit haben Sie wahrscheinlich nicht unrecht, aber er hatte noch etwas in seiner Trikottasche. Der Kletterkünstler aus Cesenatico zauberte auf einer Bergetappe ein rundes Alufolien-Gebilde aus der Tasche. Die TV-Kameras zielten auf das Päckchen, die Welt wollte wissen was Elefantino die Flügel verleiht. Er schälte die Folie etwas Rundes und zum Vorschein kam ein Salamibrötchen: Zwei Scheiben Wurst, etwas Butter und ein simples weiße Brötchen. Jeder Ernährungswissenschaftler hätte davon abgeraten, doch Pantani beging den Wurstfrevel mit Vorsatz: Er hatte genug von all den Zuckerriegeln, die er vom Sponsor bekam.

Kohlenhydratriegel, Gels mit und ohne Koffein, Proteinriegel, Reiskuchen, Bananen oder Baguettes – Radsportler verzehren so ziemlich alles was Energie bringt. Wie gut die Auswahl an Lebensmittel wirklich für die Leistung auf dem Rad ist hängt hochgradig von dem Wettkampf ab. Wer bei einem kurzen Kriterium um die Ecken flitzt kommt meist mit einer Trinkflasche aus, da die körpereigen Glykogenspeicher meist genügt Energie gespeichert haben um über die komplette Renndistanz zu kommen. Anders sieht es aber schon bei längeren Marathons aus, bei denen eine konstante Energiebereitstellung gewährleistet werden muss. Hier entscheidet die regelmäßige Aufnahme von Kohlenhydraten darüber, ob man entspannt ankommt und gut regeneriert oder tiefenentleert dem Hungerast entgegensteuert.

Die Königsdisziplien bei der Nahrungswahl im Radsport sind Ultradistanzrennen und Rundfahrten. Wer die *Bike Transalp* fährt muss seine Energie so wählen, dass sie wie bei einem Eintagesrennen konstant Treibstoff liefert, aber nicht den Magendarmtrakt belastet. Genau diesen Punkt beachten die Sportler am wenigsten, und es werden häufig neue, nicht zuvor erprobte Produkte, unbedacht in den Tank geworfen.

Entscheidend bei all diesen Disziplin ist der Verzehr von Kohlenhydraten, denn diese sind der begrenzende Treibstoff. Zudem beeinflussen sie auch noch die Hirnaktivität: Bei Belastungen mit einer Dauer von 30-60 Minuten sind die Glykogenspeicher in Muskeln und Leber nicht leistungslimitierend. Studien zeigen jedoch, dass auch hier Kohlenhydrate die Ausdauerleistung verbessern können – und zwar ohne einen wirklichen Verzehr. Durch eine Spülung des Mundes mit einem kohlenhydrathaltigen Getränk werden bestimmte Rezeptoren in der Mundschleimhaut aktiviert. Daraus resultiert eine Stimulation des zentralen Nervensystems (ZNS) im Gehirn, was einen leistungssteigernden Effekt bewirkt.

Wie viel vom Zucker?

Aktuelle Empfehlungen zur optimalen Aufnahmemenge an Kohlenhydraten während der Belastung sind in Anlehnung an das IOC-Sporternährungs-Konsensus-Meeting 2010 sowie zahlreiche Studien in der nachfolgenden Tabelle dargestellt. Diese Tabelle ist jedoch ein sehr grober Richtwert. Wer seinen genauen Verbrauch bestimmen möchte kommt um eine gute Leistungsdiagnostik und einen validen und reliablen Leistungsmesser nicht herum.

BELASTUNGSDAUER	Wissenschaftlich empfohlene KOHLENHYDRATMENGE pro Stunde*
30–60 Minuten	Spülung des Mundes mit einem Kohlenhydratgetränk
1–2 Stunden	bis zu 30 g Kohlenhydrate/ Stunde
2–3 Stunden	bis zu 60 g Kohlenhydrate/ Stunde
Mehr als 3 Stunden	bis zu 90 g Kohlenhydrate/ Stunde

*unabhängig von Geschlecht oder Körpergewicht

Wird nur Glukose als Kohlenhydratquelle verzehrt, ist die Aufnahme von Kohlenhydraten auf etwa 60 Gramm pro Stunde begrenzt. Viele Hersteller versuchen deshalb durch spezielle Kohlenhydratmischungen dem Körper mehr Energie zur Verfügung zu stellen. Oftmals greifen die Unternehmen auf Mischungen aus Fructose und einem weiteren Zucker zurück, die nach Studienlage mehr Energie bereitstellen.

Tipp zur gezielten Wettkampf-Vorbereitung: Die Zufuhr der Kohlenhydratmenge (in einem idealen Zuckerverhältnis) über Sportgetränke, Gels oder Riegel während der Trainingsphase langsam über mehrere Tage und an das persönliche Maximum rantesten.

Kohlenhydrate

MALTODEXTRIN
Das Stärkeprodukt spielt eine Hauptrolle als Energieträger in der Sporternährung. Das Polysaccharid hat einen hohen Glykämischen Index (GI), weshalb es vor allem für Getränke und Spezialnahrung im Ausdauersport genutzt wird: Geschmacksneutralität und geringe Osmolarität (Wasserbindung) erlauben, schnell eine große Menge Kalorien aufzunehmen.

GLUCOSE/ DEXTROSE
Dextrose, bekannter unter Traubenzucker, ist dasselbe wie Glucose und stellt die natürlichste Möglichkeit dar, um dem Körper hochglykämische Kohlenhydrate zuzuführen. Problematisch: Größere Mengen Dextrose führen oft zu Magenproblem, da Dextrose sehr viel Wasser bindet.

FRUCTOSE
Fructose, auch als Fruchtzucker bezeichnet, zählt zur Gruppe der Monosaccharide. Anders als bei Glucose wird Fructose ohne Energieaufwand aufgenommen. Vorsicht: Bei hoher Aufnahme (ab 30 Gramm) besteht die Gefahr, dass es zu osmotischer Diarrhoe, sprich Durchfall kommt. Das kann durch eine gleichzeitige Aufnahme mit Glukose verhindert werden.

ISOMALTULOSE, PALATINOSE
Isomaltulose wird aus der Saccharose der Zuckerrübe gewonnen. Im Stoffwechsel wird sie langsamer verbrannt und die Energie wird über einen längeren Zeitraum freigesetzt. Der glykämische Index von Isomaltulose liegt bei 32, was ihn zu einem niedrig glykämischen Zucker macht. In geringen Mengen sinnvoll zur Regeration. Optimal aber für lange lockere Ausdauerfahrten.

AMYLOPEKTIN/ VITARGO
Amylopektin, eine Form modifizierter Wachsmaisstärke. Der Vorteil liegt in der deutlich schnelleren Verfügbarkeit für den Körper. Amylopectin passiert den Magen um 80 Prozent schneller und füllt die Muskelglycogenspeicher um 70 Prozent zügiger auf, als andere Kohlenhydratformen. Sehr teuer.

Proteine

KOLLAGENES EIWEISS
(auch Eiweiß/Protein aus Pollagenhydrolisat)
Biologische Wertigkeit von 20. Kaum verwertbares Eiweiß und somit schade ums Geld. Findet sich öfters in günstigen Riegeln.

SOJA-EIWEISS
Biologische Wertigkeit von 70. Perfekt für Vegetarier geeignet. Sojaprotein enthält einen hohen Anteil an der essenziellen Aminosäure Arginin, welches die Blutgefässe erweitert.

MILCH-EIWEISS
(Casein)
Biologische Wertigkeit von 77. Verfügt über ein kompletteres Aminosäureprofil als Soja-Eiweiß und hat die Eigenschaft, dass es langsam verdaut wird – ideal vor dem Schlafengehen, nicht so gut in einem Recoveryshake, wo Proteine sofort nötig sind.

HÜHNEREI
(Albumin, nur Eiklar)
Biologische Wertigkeit von 88. Vollei hat die Wertigkeit von 100, nur das Eiklar hat etwas weniger aufgrund des niedrigen Gehaltes der verzweigtkettigen Aminosäure Leuzin. Leuzin dient als Mus-kelschutz und ist enorm wichtig für den Muskelaufbau. Gutes Protein im Recoveryshake.

MOLKE-EIWEISS/ WHEY PROTEIN
(Lactalbumin)
Biologische Wertigkeit von 103. Hochwertigstes Eiweiß aus einer Komponente mit dem besten Aminosäureprofil. Hoher Cystein- und Tryptophangehalt. Die hochwertigste Form ist das Molkeneiweißisolat, ideal für Recoveryshakes (teuer).

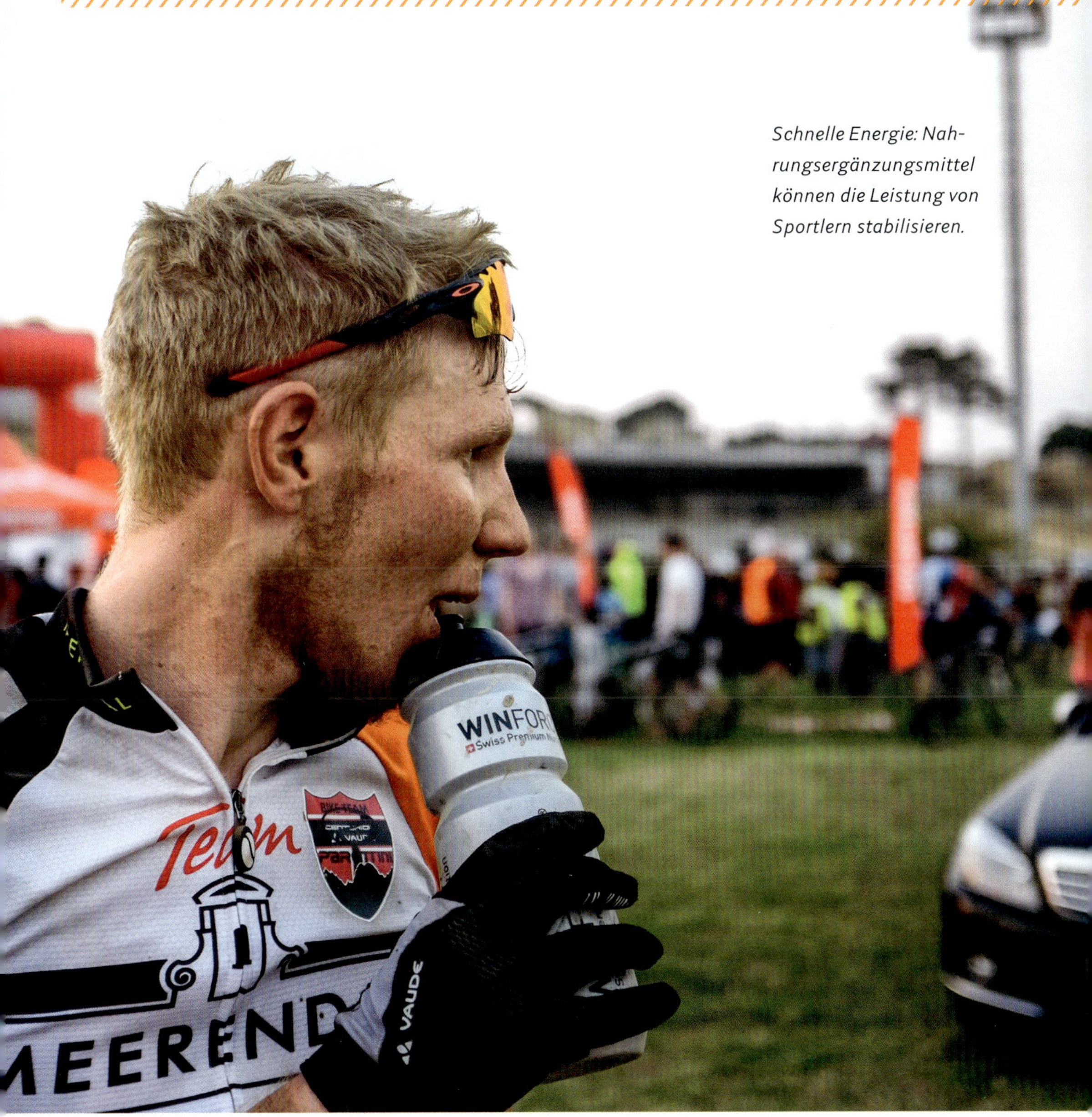

Schnelle Energie: Nahrungsergänzungsmittel können die Leistung von Sportlern stabilisieren.

Schnelle Zusatzstoffe

Die Geschichte beginnt weit vor der Zeit von Regalen voller Pillen und Pülverchen, die man im Drogeriemarkt findet: Nahrungsergänzungsmittel starteten ihren Siegeszug schon 1927. In jenem Jahr gelang es dem ungarischen Wissenschaftler Albert von Szent-Györgyi Nagyrapolt das Vitamin C zu isolieren, das vor allem im Kampf gegen die einstige Seefahrer-Krankheit Skorbut Berühmtheit erlangte. In den Jahren nach der Entschlüsselung der chemischen Struktur des Vitamins überschlugen sich die Nachrichten von Entdeckungen immer neuer Vitalstoffe und deren erfolgreicher Isolierung aus der Nahrung. Heute ist eine komplette Industrie mit der

Herstellung von Mitteln beschäftigt, die Fettverlust, Immunstärkung oder Muskelaufbau versprechen. Unter Sportlern werden aktuell vor allem drei Vitalstoffe diskutiert – was sie nützen, ob sie schaden, wer sie braucht. Wir haben Für und Wider zusammengestellt.

BETA ALANIN

Was ist das? Beta Alanin ist eine nicht essenzielle Aminosäure, die in natürlicher Form in proteinreichen Nahrungsmitteln wie beispielsweise Rind-, Hühnchen- oder Schweinefleisch vorkommt.

Was bewirkt es? Die für Radsportler interessante Wirkung von Beta Alanin liegt darin, dass die Muskel-Carnosin-Konzentration angehoben wird. Carnosin wiederum puffert das Absinken des pH-Wertes in der Muskelzelle, was Muskelermüdung als Folge hoher Leistungsspitzen verzögert. Übrigens: Der pH-Wert des Muskels beim Sport korreliert mit dem Laktatanstieg. Laktat ist also ein Indikator für die Verschiebung des pH-Wertes in der Muskelzelle und trägt selbst nicht zur Ermüdung bei – im Gegenteil: Laktat ist ein potenter Energieträger, der vorzugsweise vom Gehirn und Herzmuskel genutzt wird.

Nebenwirkungen: Nach der Einnahme kann es zu einem Kribbeln am Nacken oder Armen kommen (akute Parästhesie). Zudem kann ein brennendes, leicht juckendes Gefühl auf dem Kopf oder in den Ohren entstehen.

Menge: Es werden, je nach Studienlage, Mengen zwischen 3,2 und 6 Gramm täglich empfohlen – jeweils in Dosierungen aufgeteilt, die um oder unter 1,5 Gramm liegen. Der Einnahmezeitraum (als Kur; ideal bei intensiven Trainingsblöcken/Rennen) beträgt acht Wochen, danach sollte vier bis sechs Wochen pausiert werden. Tipp: Die Aufladung der Carnosin-Speicher in den Muskeln erfolgt effektiver, wenn die tägliche Beta-Alanin-Dosis aufgeteilt, jeweils zu einer Mahlzeit, erfolgt. Eine wirksame Menge an Beta Alanin sollte man in Tabletten- oder Pulverform einnehmen.

KOFFEIN

Was ist das? Ein Alkaloid aus der Stoffgruppe der Xanthine. Es gehört zur Gruppe der Stimulantien. Koffein findet sich in Kaffee, Tee, Cola, Mate, Guaraná, Energy-Drinks und in geringer Menge in Kakao. In reiner Form ist es ein weißes, geruchloses, kristallines Pulver mit bitterem Geschmack.

Was bewirkt es? Studien zeigen, dass Koffein das Erschöpfungsgefühl hinauszögern kann. Grund dafür ist das ausgeschüttete Adrenalin, das durch Koffein länger im Körper erhalten bleibt. Koffein beeinflusst zudem den Stoffwechsel: Es lässt die Muskeln mehr auf Fettsäuren als Energiequelle zugreifen als auf Muskelglykogen. Dieser Effekt kommt allen Sportlern zu Gute, die auf eine lang anhaltende Energieversorgung aus Glukose angewiesen sind. Aber nicht nur während der Belastung spielt Koffein seine Stärke aus. Australische Wissenschaftler fanden heraus, dass Koffein auch nach dem Training von Nutzen sein kann, weil es die Wiederherstellung der Glykogenvorräte in der Muskulatur beschleunigt. Tests ergaben nach vier Stunden um 66 Prozent höhere Glykogenwerte im trainierten Muskel, wenn die Kohlenhydrate in Verbindung mit Koffein (acht Milligramm pro Kilogramm Körpergewicht) aufgenommen wurden.

Nebenwirkungen: Schlafstörungen, Kopfschmerzen, Herzrasen, Nervosität

oder Magen-Darm-Beschwerden. Ebenso kann der Konsum von Koffein einen Verlust der Feinmotorik zur Folge haben. Wer regelmäßig Koffein konsumiert, leidet allerdings nur selten an den beschriebenen Nebenwirkungen, da schnell ein Gewöhnungseffekt eintritt.
Menge: Drei bis vier Milligramm pro Kilo Körpergewicht zeigen nach Studienlage den größten Effekt. Entweder vor dem Training, während langer Ausfahrten, im Rennen oder danach. Koffein benötigt zwischen 30 und 45 Minuten, um in den Blutkreislauf zu gelangen.

ARGININ

Was ist das? Arginin (L-Arginin) ist eine Aminosäure, die an zahlreichen Stoffwechselprozessen beteiligt ist. Sie wird bei der Behandlung von Herzkrankheiten und Bluthochdruck eingesetzt. Eine der effektivsten natürlichen Arginin-Quellen sind Kürbiskerne: 100 Gramm Kürbiskerne enthalten etwa fünf Gramm Arginin.
Was bewirkt es? Arginin verbessert die Durchblutung. Eine Studie belegt die leistungssteigernde Wirkung: Eine Supplementierung mit L-Arginin erhöhte innerhalb einer Woche die anaerobe Schwelle bei 16 Radfahrern um durchschnittlich 16,7 Prozent gegenüber einer Kontrollgruppe, die bei gleichem Trainingspensum ein Placebo erhielt. Aus Arginin bildet der Körper Stickstoffmonoxid, das die Blutgefäße weitet und so den Blutfluss reguliert. Darüber hinaus trägt die Aminosäure zu einem gut funktionierenden Immunsystem bei und fördert den Fettstoffwechsel.
Nebenwirkungen: In der Regel treten bei Einnahme kleiner bis moderater Mengen (bis zu zehn Gramm pro Tag) von L-Arginin keine Nebenwirkungen auf. Ab einer Einnahme von 15 Gramm pro Tag kann es zu Störungen der Verdauung, Bauchkrämpfen oder Übelkeit kommen.
Menge: Drei bis fünf Gramm täglich zur normalen Ernährung, zum Beispiel über 100 Gramm Kürbiskerne oder als Reinpulver, verbessern nachweislich die Durchblutung. Sportler sollten phasenweise, besonders bei intensivem Training (zum Beispiel Trainingslager, Etappenrennen), auf den Wirkstoff zurückgreifen.

Bio-Booster: Rezepte

Der Sieg startete mit einem Schweppesgesicht: Profibiker Markus Kaufmann, setzte ein großes Glas roter Flüssigkeit an die Lippen und gluckerte sie in sich hinein. »Furchtbar«, untermalte er das morgendliche Ritual. Das ging schon zwei Wochen so: Täglich trank der ehemalige deutsche Marathonmeister einen halben Liter Rote-Betesaft. Die Erfolgsbilanz bis dahin: Er steckte seit drei Tagen im Führungstrikot der Transalp. Aber wieso trank Kaufmann den Saft, der nicht unbedingt eine Jubelfeier der Geschmacksknospen auslöst? »Aus leistungssteigernden Gründen«, erklärt der Biker drei Monate nach seinem Sieg bei der *Transalp* und führt fort, dass der Saft die Leistungsfähigkeit steigert.

Rote-Betesaft, Grapefruit oder selbstgemachte Riegel aus Reis: Natürliche Nahrungsmittel lösen eine kleine Revolution in der Sporternährung aus. Egal, ob als Leistungsbooster oder Ersatz für die Riegel, Gels und Pülverchen, die die Nahrungsergänzungsmittelindustrie anbietet. Als Vater des Bio-Umbruches gilt der US-Amerikaner Dr. Allen Lim, der vor acht Jahren erste Profiteams bei der *Tour de France* mit Reiskuchen fahren ließ – und das sehr erfolgreich. Der Grund wieso Lim seine Sportler mit natürlichen Lebensmitteln ausstattete: Sie lassen sich besser verdauen, haben einen höheren Wasseranteil und die Nährstoffdichte und deren Zusammensetzung besticht durch eine höhere biologische Verfügbarkeit im Vergleich zu Industrie-Riegeln. Was es genau damit auch sich hat, zeigt ein Blick auf die Zusammensetzung eines klassischen Powerriegels: Zwar stecken mehr Kalorien in ihnen, doch der höhere Wasseranteil von Naturprodukten macht sie schneller verdaubar. Somit ist die Energie schneller im Blut. Wer nun denkt, hochkalorische Drinks würden da besser sein, erlebt ein anderes Problem: Die komplexen Kohlenhydratmischungen können soviel Wasser in den Darm saugen, dass es nicht selten zu Verdauungsbeschwerden kommt.

Ähnlich wie Lim, will auch Sportwissenschaftler Clemens Hesse andere Wege beschreiten. Im Fokus steht auch die Rote Bete. »Der Rübensaft erregte 2009 die Gemüter der Sportler und Trainer«, erklärt Hesse und fährt fort, dass Andrew Jones von der Universität in Exeter/England bei einer Untersuchung zeigte, dass täglich ein halber Liter Rote-Beetesaft die Leistung in Ausdauersportarten steigerte. Die Probanden hielten bei hohen Belastungen wesentlich länger durch, als in der zweiten Studienphase, in der die Teilnehmer die gleiche Menge Johannisbeersaft tranken. Die Teilnehmer benötigten 19 Prozent weniger Sauerstoff mit Roter Bete. Aber kann ein natürliches Produkt fast schon eine dopingähnliche Wirkung haben? Sozusagen eine Leistungssteigerung aus dem Garten der Natur? »Neu ist der Gedanke ja nicht«, erklärt Hesse, »die Inkas in Mittelamerika stimulierten sich mit Kaffee, und kauten Coca-Blätter. Heute sind einige dieser Substanzen nicht ohne Grund verboten, dennoch finden sich immer noch Produkte, die legal die Leistung und Erholung ankurbeln.«

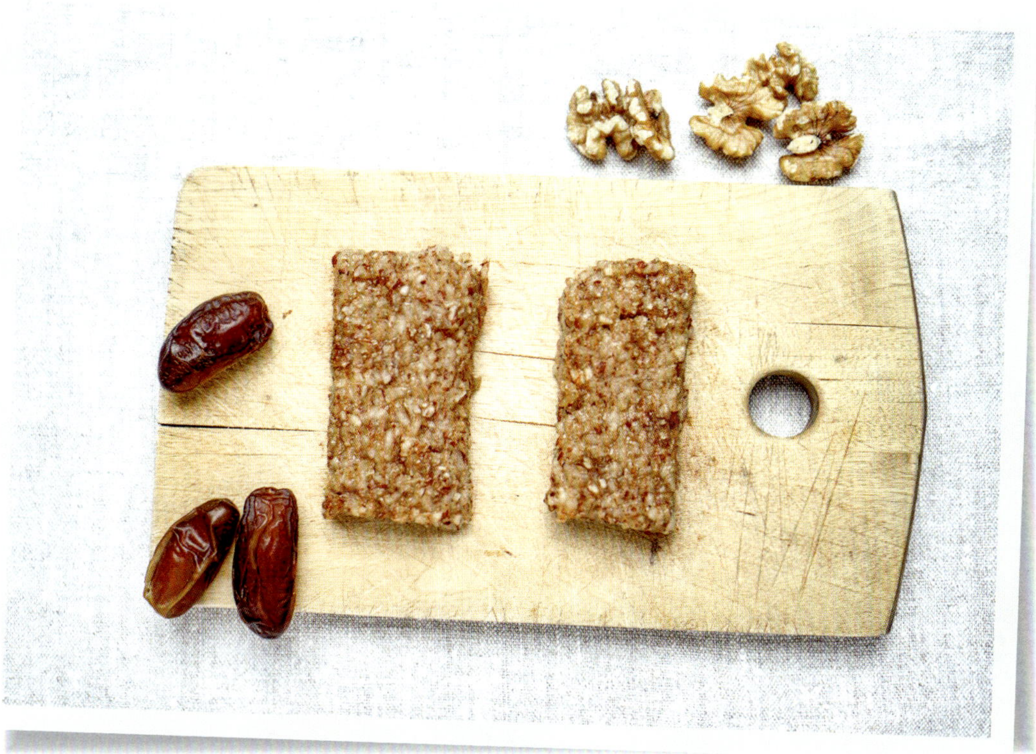

WALNUSS-MANDELRIEGEL

250 g Paellareis
250 g Datteln
200 g Mandeln
50 g Walnüsse
3 EL Rohrzucker
1 Prise Salz

Den Paellareis 20–25 Minuten kochen, bis er weich und klebrig wird. Datteln entkernen. Reis, Mandeln, Rohrzucker, Salz und Walnüsse in einen Standmixer füllen. Die Zutaten solange pürieren, bis eine homogene, bräunliche Masse entstanden ist. Den Teig auf einem Backblech mit Backpapier ausbreiten. Jetzt alles glattstreichen bis das Blech gleichmäßig belegt ist. Dicke des Riegelteigs etwa ein bis zwei Zentimeter. Die Reismasse 60 Minuten auskühlen lassen und danach für 15 Minuten backen. Nach erneutem Auskühlen den Teig in Riegelgröße zurechtschneiden. Die Riegel danach umdrehen, damit weiter Flüssigkeit ausdunstet. Haltbarkeit etwa eine Woche im Kühlschrank. Abdecken, da sie sonst austrocknen.

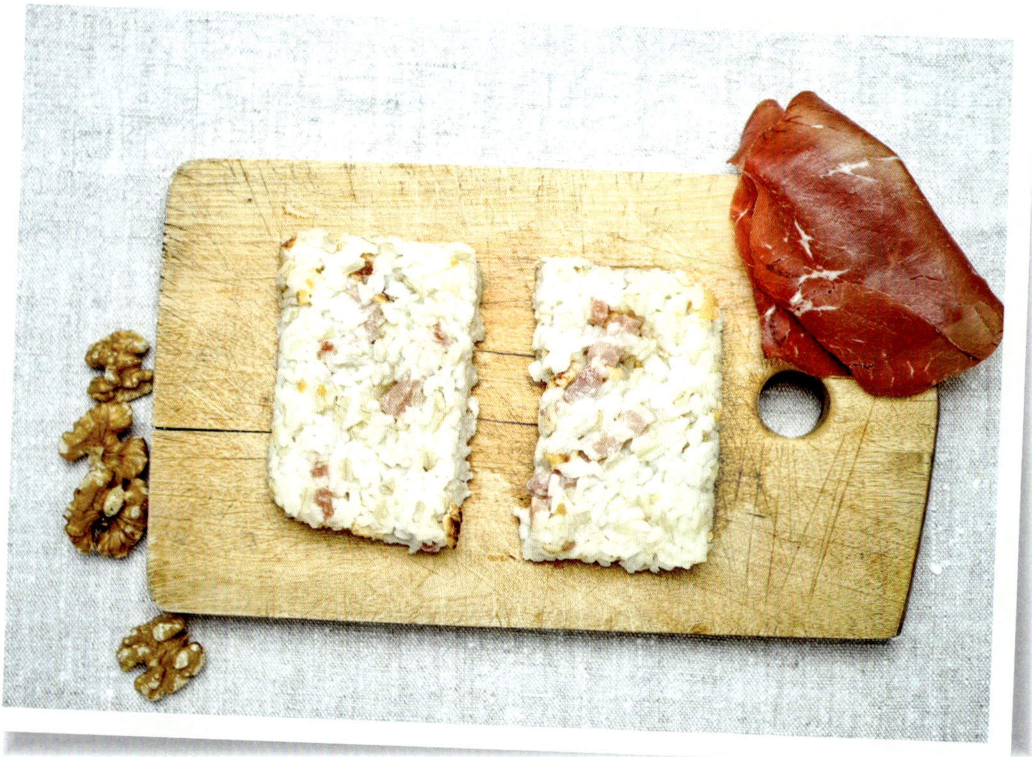

REISKEKSE

250 g Paellareis
50 g Naturreis
250 g Schinken (gewürfelt)
4 Eier
50 g Walnüsse
50 g Rohrzucker

Den Paellareis zusammen mit dem Naturreis 20–25 Minuten kochen, bis er weich und klebrig wird. Die Eier quirlen und mit etwas Butter in einer Pfanne zu Rührei braten. Den gewürfelten Schinken ebenfalls mit etwas Butter anbraten. Die Walnüsse mit einem Messer kleinhacken. Alle Zutaten in eine Rührschüssel geben und sie etwa fünf Minuten mit einem Knethaken mischen. Die Masse auf einem mit Backpapier ausgelegten Backblech gleichmäßig verstreichen und 60 Minuten auskühlen lassen. Jetzt den Teig mit der Rohrzucker bestreuen und für 10 Minuten bei 180 Grad (Umluft) backen. Danach die Riegelmasse auskühlen lassen und später zurechtschneiden. Haltbarkeit etwa 4 bis 5 Tage (abgedeckt) im Kühlschrank.

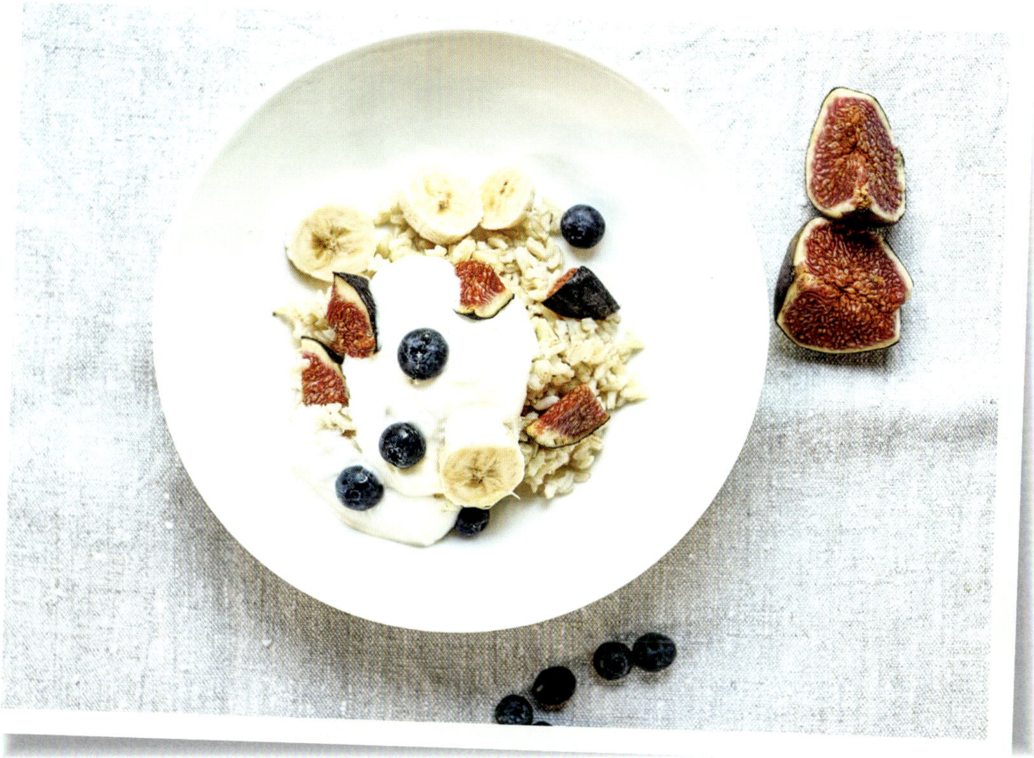

REIS MIT QUARK UND FRÜCHTEN

100 g Naturreis
200 g Quark
2 Feigen
1 Banane
50 g Blaubeeren
1 EL Agavensaft
2 EL warmes Wasser

Der ideale Snack vor und nach dem Training. Kochen Sie den Naturreis bis er weich geworden ist. Je nach Reisart 20–30 Minuten. Rühren Sie den Quark mit dem Wasser und dem Agavensaft cremig. Die Banane und die Feigen in Stücke schneiden. Alles auf einen Teller geben und zum Schluss die Blaubeeren unterheben.

TIPP: Kochen Sie den Reis vor, er hält sich abgedeckt mehrere Tage im Kühlschrank. Dadurch beschränkt sich die Zubereitungszeit auf maximal 10 Minuten.

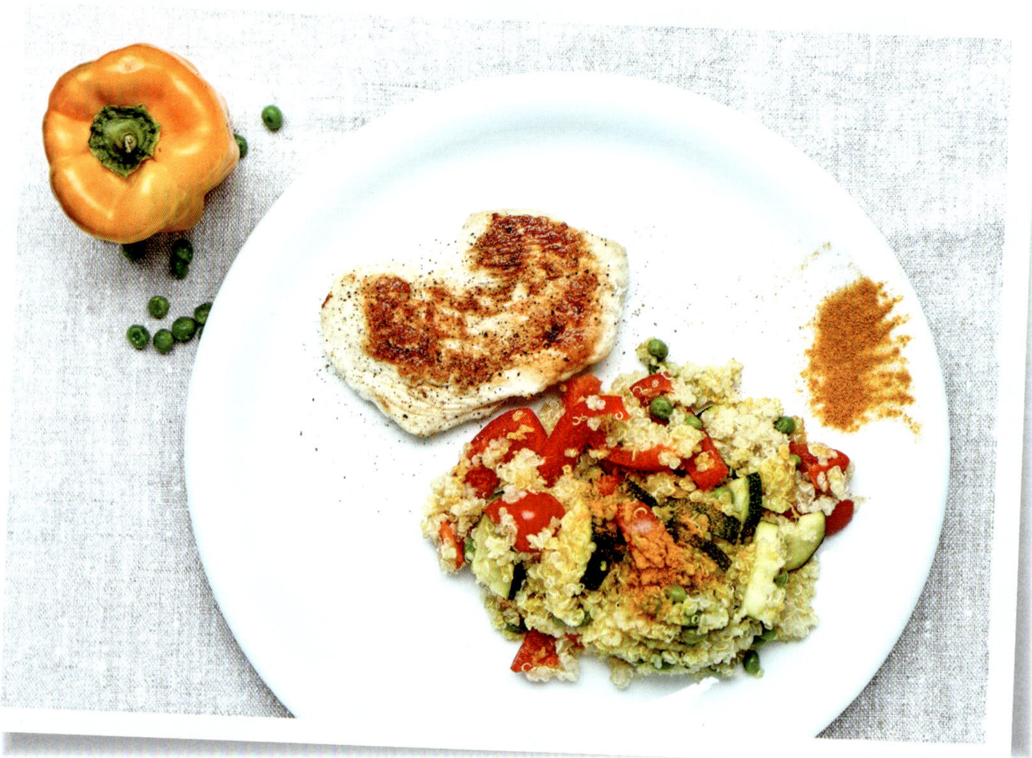

PUTENBRUST MIT QUINOA-GEMÜSE

200 g Putenbrust
150 g Quinoa
1 Paprika
150 g Erbsen
1 Zucchini
2 EL Kurkuma
1 Prise Salz
und Pfeffer

Das perfekte Essen für den Abend nach dem Training oder einem Rennen. Quinoa mit einer Prise Salz kochen, bis die Körnchen aufgehen. Die Putenbrust mit etwas Butter oder Olivenöl (natives) braten. Während des Bratens etwas Salzen. Die Paprika waschen und in Würfel schneiden. Erbsen kurz durchwaschen und die Zucchini würfeln. Paprika, Zucchiniwürfel und Erbsen zusammen mit dem Quinoa mischen. Danach zwei Esslöffel Kurkuma beimenegen und ebenfalls mischen.

TIPP: Quinoa kann auch durch Amaranth ersetzt werden. Wer möchte, kann anstatt der Paprika auch Rote Beete (gewürfelt) mit beimengen.

Natürliche Booster

ROTE BETE

Der Saft der roten Bete soll die Ausdauerleistung um bis zu 16 Prozent im hochintensiven Bereich steigern können. Dabei soll der hohe Nitratgehalt der Rüben den Sauerstoffbedarf der Muskeln verringern. Zudem soll das Nitrat die Gefäße erweitern und so den Blutfluss verbessern.

Nitrat wird im Körper unter anderem zu Stickstoffmonoxid reduziert. Forschungsergebnisse konnten zeigen, dass durch den Konsum von Rote-Bete-Saft für die gleiche Leistung weniger Sauerstoff benötigt wurde – die Ausdauer stieg und der Ruhe-Blutdruck sank.

KOFFEIN

Die Einnahme von Koffein, eine Stunde vor Trainingsbeginn, soll die Abbruchsleistung beim Ergometertest erhöhen – intensive Fahrten (Rennen) sollen länger durchgehalten werden. Zudem soll eine fettstoffwechselaktivierende, schmerzlindernde und aufputschende Wirkung eintreten.

Eine Dosis von 3-4 Milligramm Koffein pro Kilo Körpergewicht zum richtigen Zeitpunkt eingenommen, kann die Ausdauerleistungsfähigkeit steigern und den wahrgenommenen Anstrengungsgrad reduzieren. Allerdings kann diese Koffein-Wirkung individuell unterschiedlich ausfallen.

KURKUMA

Die im Kurkuma enthaltenen Substanzen sollen die Regeneration nach sehr harten Belastungen verbessern und Entzündungen mildern. Außerdem sollen die Muskeln so buchstäblich weniger zerstört werden. Hinzu kommt, dass der Fettstoffwechsel gesteigert werden soll.

Die entzündungshemmende Wirkung ist nachgewiesen und lässt sich durch eine Kombination mit schwarzem Pfeffer erheblich steigern. Die weiteren Wirkungen wurden bislang nicht ausreichend am Menschen untersucht, um eine gesicherte Aussage treffen zu können.

GRAPEFRUIT

Die Wirkung von Grapefruits soll vielschichtig sein: Sie sollen die Regeneration verbessern, indem die Kohlenhydratspeicher schneller aufgefüllt werden, ohne mehr Insulin auszuschütten. Zu Beginn einer Mahlzeit verzehrt, reduzieren sie das Hungergefühl.

Der appetitzügelnde Effekt ist bewiesen und mit anderen bitteren Lebensmitteln vergleichbar. Die regenerationsfördernde Wirkung wurde bislang bei Diabetikern, und eine kohlenhydratsparende Wirkung auf Gen-Ebene und im Tiermodell nachgewiesen. Vorsicht bei der Einnahme mit Medikamenten!

SCHLAFBEERE

Die Schlafbeere ist auch unter dem Namen »Ashwaganda« aus der ayurvedischen Medizin bekannt. Sie soll bei Einnahme über etwa zwei Monate die maximale Sauerstoffaufnahme erhöhen. Hinzu kommen diverse Wirkungen die das allgemeine Befinden verbessern sollen.

Die Studienlage zu Ashwaganda ist, bezüglich ihrer Wirksamkeit im Sport, spärlich. Der positive Effekt auf die Sauerstoffaufnahme ist belegt, allerdings nicht in Kombination mit Training. Ein blutdrucksenkender Effekt entsteht vermutlich durch die adernerweiternde Wirkung der Beere.

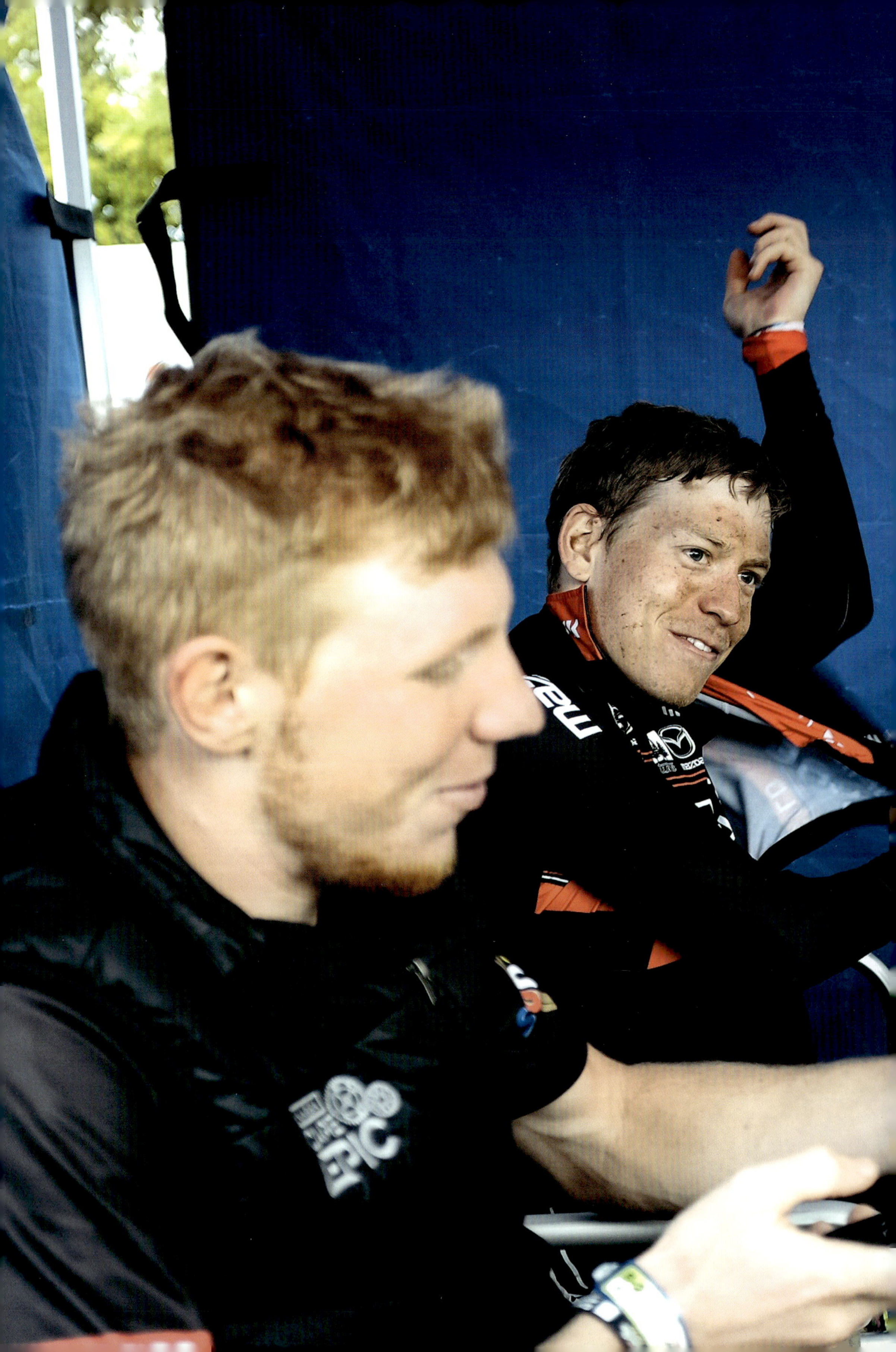

ERHOLUNG

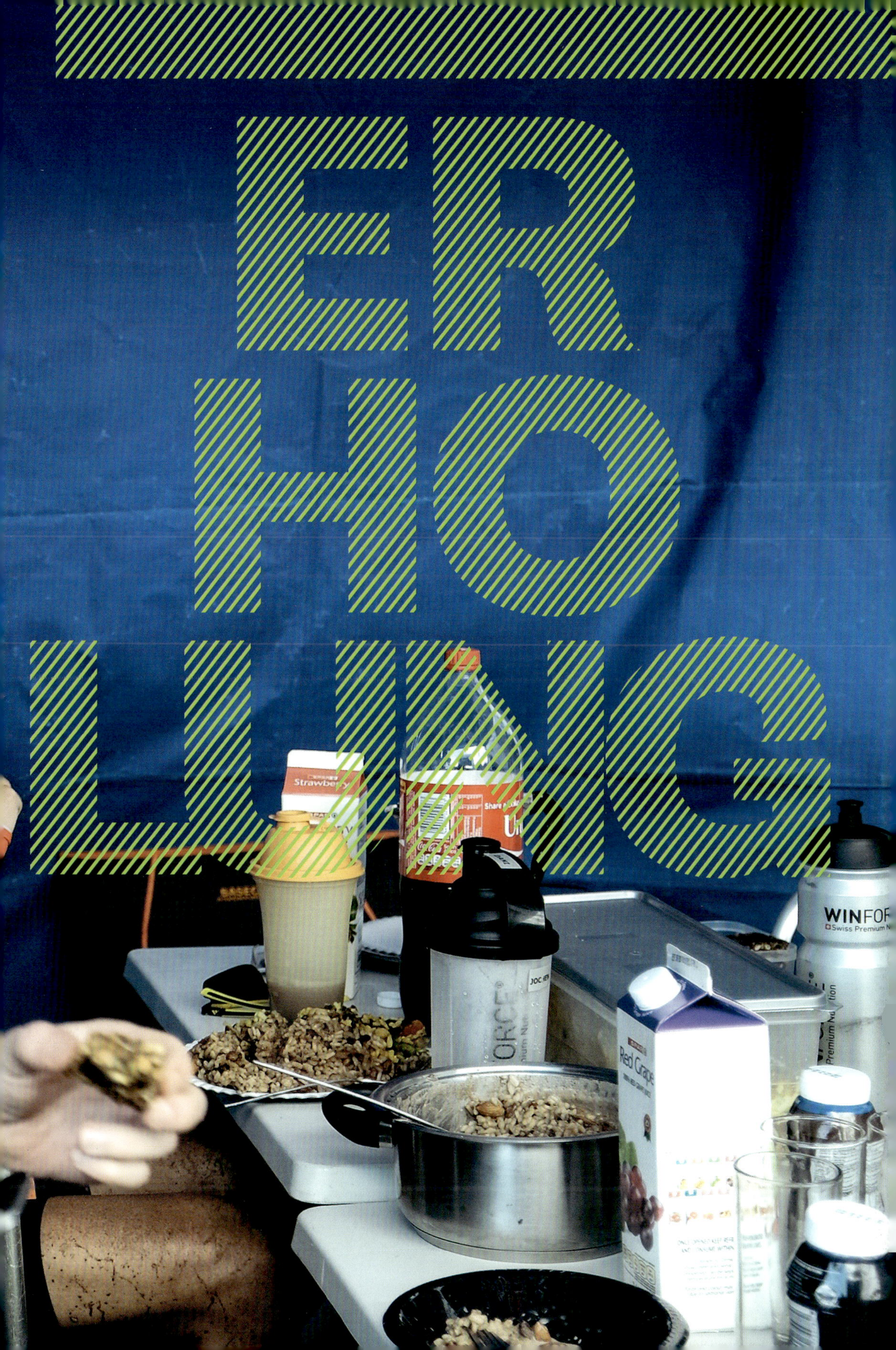

Regenerationsplan

Kann Erholung wirklich so einfach sein? Einfach ein Glas Kakao in sich hineinschütten, nachdem man die Ziellinie überquerte? Eine Studie vom Human Performance Laboratory der Indiana University aus dem Jahre 2013 scheint dies zu bestätigen. Dabei überprüften die Wissenschaftler wie sich ein Schoko-Drink gegen Wasser und spezielle Recoverydrinks etablierter Hersteller schlägt. Für die Untersuchung mussten neun Radsportler an mehreren Tagen einen Ergometertest bis zur Erschöpfung absolvieren und danach eines der Getränke konsumieren. Vier Stunden später wurde der gleiche Test ein weiteres Mal absolviert. Das Ergebnis der Studie klingt wie ein Fausthieb gegen die Hersteller der Nahrungsergänzungsmittelindustrie: Die Radsportler, die Kakao beim Nachtest konsumierten, fuhren entweder genauso gut oder besser als die Sportler, die spezielle für diesen Zweck entwickelte Produkte tranken. Die Radfahrer, denen nur Wasser gereicht wurde, schnitten am schlechtesten ab. Bedeutet das etwa, das Recoverydrinks vollkommen unnötig sind? Sportwissenschaftler Clemens Hesse vom Trainingsinstitut HesseKafka wiegelt ab: »Es stellte sich heraus, dass hinter der genannten Kakaostudie ein Interessenverband der Milchindustrie stand. In den USA ist ein wahrer Trend um Kakao-Milchgetränke als Recoverydrink ausgebrochen, die Ergebnisse ließen sich also im Sinne der Geldgeber vermarkten. Zweitens wurden zum Teil gar keine Erholungsgetränke mit optimierten Rezepturen verwendet. Wer zudem Probleme mit Laktose hat, muss auf Milchprodukte generell verzichten.« Dennoch steckt eine Portion Wahrheit in dieser Studie. Und es steht die Frage im Raum: Was macht die Trinkschokolade so wirksam?

Allen voran ist es die Kombination von Kohlenhydraten und Proteinen. Ein vier zu eins Verhältnis gilt unter Ernährungswissenschaftlern als geeigneter Richtwert. Aus diesem Grund findet sich dieses oft in der Fertigpulvern von Recoveryshakes. »Die Qualität ist dabei aber maßgeblich. Es gibt Hersteller, die günstiges Protein reinmischen, viele Zusatzstoffe nutzen und unausgereifte Kohlenhydratmischungen verwenden. Aber, das sollte man betonen, diese Drinks sind immer noch besser, als nichts zu essen, wenn man zeitnah wieder Leistung bringen will,« erklärt Hesse.

Damit der Regenerationsprozess hinter der Ziellinie oder nach einem anstrengenden Training optimal abläuft, sollte bis zu 30 Minuten nach der Belastung ein Getränk konsumiert werden, das etwa 20 bis 25 Gramm hochwertiges Protein spendet und etwa ein Gramm Kohlenhydrate auf ein Kilo Körpergewicht. Diese 30 Minuten gelten als Wachstumsfenster *(Window of growth)* und der Körper nimmt Eiweißbausteine besonders gut auf. Gleiches gilt für Ihre Glykogenspeicher: sie saugen sich regelrecht voll. Neben dem Wachstumsfenster hat sich die Wissenschaft noch ein zweites Fenster benannt: das *Open-Window.* Der Begriff kommt aus der Psychoneuroimmunologie. Das Open-Window-Phänomen beschreibt die immunologische Lücke nach sportlichen Belastungen des Organismus'. Was das genau bedeutet: Es besteht ein erhöhtes Erkrankungsrisiko (vor allem grippale Infekte, Infektionen der Harnwege und Durchfall) im Anschluss an eine körperliche oder psychische Belastung. Was da genau in unserem Körper passiert, zeigt ein tiefer Blick in den Organismus: Die Immunparameter, wie die Zahl der weißen Blutkörperchen Granulozyten der natürlichen Killerzellen, sowie der B- und T-Lymphozyten im Blut steigen bei Wettkampf und Training zunächst stark an. Nach mehreren Stunden sehr hoher Belastung, und dann wenn wir die Beine hochlegen, fallen unsere körpereigenen Abwehrmechanismen stark ab. Krankheitserregern wird quasi ein Fenster geöffnet. Um diese nun auszusperren, sollte nach jeder Belastung etwas Warmes angezogen und leicht verdauliche Kohlenhydrate verzehrt werden. Und genau hier spielen Recoverydrinks oder der Kakao ihre Stärke aus: Kohlenhydrate und der damit verbunden Anstieg des Insulinspiegels kurbeln das Immunsystem an und erhöhen die Aktivität von Fresszellen, die Erreger abwehren. Es gilt also: Wer das offene Immunfenster schnell und sicher schließen will, muss sich mit den richtigen Nährstoffen versorgen.

Wer dennoch Wurst, Cola und Co. nach einem Rennen isst, riskiert seine Gesundheit und muss zudem einen guten Magen haben. Zwar hebt ein Bier oder die Wurst mit Pommes hinter der Ziellinie die Stimmung, doch rein physiologisch gleicht das fettige Fleisch eher einem Tiefschlag in die Magengrube. Wer dann noch das kühle Blonde draufkippt, erholt sich nur noch in Zeitlupe. »Sportler die Höchstleistungen erbringen, müssen ihrem Körper das geben, was er benötigt«, sagt Hesse. Die Nahrungsmittelindustrie tüftelt seit Jahren an Rezepturen, um Getränke zu entwickeln, die einerseits die Erholung beschleunigen und zusätzlich das Krankheitsrisiko vermindern. Besonders spannend ist dabei die neue Marke Radúrance, die ein innovatives Konzept verfolgt und extrem ausgetüftelte Rezepturen nutzt.

Die Regeneration nach Belastung

Die Sonne fackelte mit 37 Grad auf den Asphalt, während sich die letzten Teilnehmer der *Bike Transalp* durchs Ziel schleppten. Sieben Stunden keuchten und quälten sich die Mountainbiker über das härteste Etappenrennen der Alpen nach Livigno. Hinter dem Finish-Banner lagen schon hunderte andere Sportler wie ausgerollte Luftmatratzen, schlürften Mineralwasser, knabberten Melonenstücke und fürchteten sich schon vor dem nächsten Tag.

Wer die Transalp kennt, weiß wie fordernd der Ritt über das Gebirge ist. Acht Tage lang müssen sich die Athleten über die Anstiege wuchten – knappe 20 000 Höhenmeter auf 600 Kilometer verteilt. Wer nicht täglich optimal regeneriert, steht das Rennen kaum durch. Genau aus diesem Grund schreibe ich diesen Ratgeber: Zu oft wurde ich von Hobbysportlern oder Profis gefragt, wie sie sich optimal erholen können – sei es bei der Transalp, nach Triathlons oder Marathons. Durch meine Arbeit als Journalist und Coach, durch meine eigene Erfahrung bei Rennen und viele Experteninterviews sammelte ich über die Jahre Wissen an, das ich mit Ihnen teilen möchte. Ich möchte Ihnen einen Regerationsfahrplan an die Hand geben, der Sie speziell

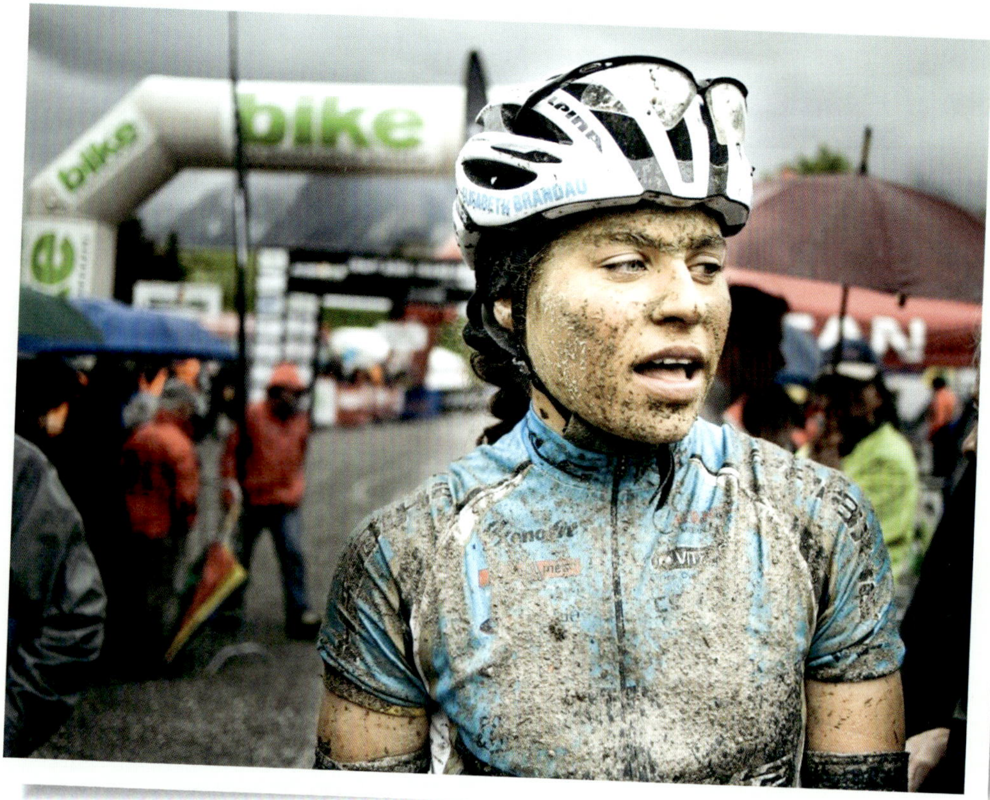

Am Ende: Elisabeth Brandau nach dem Etappensieg bei der Trans Germany.

nach einem Wettkampf schneller wieder fit macht. Dabei konzentriere ich mich aufs TUN, weniger auf die Hintergründe. Dazu stelle ich Ihnen einige Regenerationsstrategien zur Verfügung, die für alle Ausdauersportarten funktionieren, egal ob Läufer, Triathlet oder Radsportler. Zudem erhalten Sie einen kleinen Einblick, was im Erholungsprozess abläuft und wie Maßnahmen wirken – sei es der Schlaf, das Lösen von Faszien, die Ernährung oder Eisbäder.

Wieso Regeneration?

Die richtige Regeneration spielt nicht nur im Spitzensport eine wichtige Rolle, ich würde fast sagen: Sie spielt eine noch wichtigere Rolle im Freizeitsport, besonders wenn er ambitioniert betrieben wird. Freizeitsportlern, die zwar ein geringeres Trainingspensum haben, fehlt oftmals die nötige Zeit zur Erholung. Bei Wochenendhelden mit Familie steht nach dem Training/Wettkampf schon wieder die nächste Aufgabe auf dem Programm – ich weiß wovon ich spreche. Statt Entspannung, Massage, Eisbad oder zwei Stunden Fernsehen muss der Garten gepflegt oder mit den Kleinen zum Spielplatz gegangen werden. Übrigens: Aus diesem Grund fällt es vielen Trainern schwerer vermeintliche Normalos in Form zu bringen, da viel mehr Variablen die Belastung und Entlastung beeinflussen.

Aber was passiert bei dem komplexen, biologischen Regenerationsprozess? Trainings- oder Wettkampfbelastungen führen zu Schäden in den Mikrostrukturen der Muskulatur. Je nach Höhe und Art der Belastung können diese Schäden schwach oder stark ausfallen. Dabei beginnt Ihr Organismus in der Regeneration sofort mit der Reparatur dieser Muskelverletzungen. Neben dieser Reparatur spielt das Füllen der Energiespeicher eine wichtige Rolle. Das Wiederaufladen der Glykogenspeicher in Muskeln und Leber zählt zum zentralen Vorgang der Regeneration. Weiterhin werden neuronale Steuerungsfunktionen verbessert und die energiebereitstellenden Systeme optimiert. Das Training/Wettkampf wirkt also und die unterschiedlichen Bereiche des Körpers beginnen direkt nach der Belastung, die Leistungsfähigkeit zu steigern. Wie dieser Prozess optimal abläuft und welche einzelnen Komponenten dabei die Wichtigsten sind, möchte ich Ihnen auf den folgenden Seiten erklären.

Der Schlaf des Sportlers

Bevor wir uns in Details verlieren, möchte ich eine kleine Anekdote zum Thema Schlaf loswerden.

Jeremiah Bishop, ein amerikanischer Mountainbike-Profi, konnte es kaum glauben: Seit sechs Stunden raste die Radlegende Tinker Juarez mit ihm durch Kalifornien. Unermüdlich und vor allem hart gegen sich selbst, presste Juarez aufs Pedal. Für Bishop, der eher kürzere Trainingseinheiten gewohnt war, glich Juarez' Fahrt einem Steinzeit Training. »Tinker fuhr wie man vor 30 Jahren trainierte. Jeden Tag saß er stundenlang auf dem Rad. Ich fragte mich ernsthaft: Wie um Himmels Willen soll der Kerl sich erholen? Denn besonders diese langen Einheiten setzen dem Körper stark zu.« Tinker Juarez, der schon die 50 überschritten hat, gilt für viele Biker als Phänomen. Wie kann man es schaffen noch in diesem Alter so fit zu sein? Bishop versuchte es herauszufinden, doch seine Bilanz nach dem ersten Training fiel ernüchternd aus: »Am Training lag es nicht, denn das würde einen eher kaputter machen als schneller.«

Beim Abendessen hoffte Bishop das Rätsel von Juarez Methusalem-Geheimnis zu lüften. Vielleicht gab es spezielle Buritos, Chili oder eine magische Substanz? Doch statt einem ausgefuchsten Speiseteller, tischte der Amerikaner Cola und Pasta auf. »Ich konnte es kaum fassen. Tinker schüttete sich keine Eiweiß- oder Recoveryshakes rein. Es gab kein Bio-Gemüse oder Fleisch. Juarez futterte Fast Food.« Kurz nach dem Essen verabschiedete sich Juarez und verschwand zu Bett. Bishop schaute verwundert auf die Uhr, aber dachte sich nichts weiter dabei. »Es war irgendwas zwischen 20 und 21 Uhr«, erinnert sich Jeremiah. Am nächsten Tag ging es wieder auf eine lange Runde. Juarez presste einmal mehr über den Asphalt und Bishop schüttelte wieder den Kopf. Dann begann das Spiel von neuen: Zuhause angekommen gab es eine Cola etwas Pasta und dann verschwand die Bike-Legende. »Am dritten Tag realisierte ich dann was hier geschah: Tinker schlief zehn Stunden am Tag und erholte sich optimal vom Training, obwohl das wirklich fordernd war. Mir zeigte das vor allem eines: Der Schlaf ist mit Abstand das beste Regenrationswerkzeug, das wir haben – und zwar umsonst.«

Was ist Schlaf?

Grundsätzlich ist Schlaf in einen 24-Stunden-Rhythmus eingebettet und sein optimaler Zeitpunkt ist von unserer inneren Uhren vorgegeben. Der zentrale Zeitpunkt des Schlafens liegt um das nächtliche Temperaturminimum gegen drei oder vier Uhr morgens. Das Erstaunliche zu dieser Zeit: Viele biologische Funktionen laufen entweder maximal oder minimal ab. Diese Funktionsineffektivität aber auch Labilität der verschiedenen Organsysteme überbrückt der Schlaf. Besonders die Regeneration läuft zu dieser Zeit auf Hochtouren und auf sportliche Belastung reagiert der Körper mit verstärkten Regenerationsvorgängen.

Hier möchte ich etwas spezifischer werden: Beim Schlaf durchlaufen wir vier Phasen, die sich in drei Non-REM (Non-rapid eye movement) und eine REM-Phase aufteilen. In der ersten Non-REM-Phase dämmern wir nur leicht weg oder stehen kurz vor dem Aufwachen. Dabei entspannen sich die Muskeln und die Augenbewegung sinkt. In der zweiten Phase stoppen die Augenbewegungen und die Hirnwellen verlangsamen sich. Wir befinden uns jetzt im Tiefschlaf. Der Körper schüttet in dieser Zeit vermehrt Hormone aus, unter anderem Wachstumshormone. Der Körper adaptiert jetzt an vorangegangene Reize, hervorgerufen durch Training oder Wettkampf. Im Umkehrschluss bedeutet das auch: Je mehr Tiefschlaf wir bekommen, desto besser die Regeneration. Die ausgeschütteten Wachstumshormone bauen zu diesem Zeitpunkt Muskeln, Haut und Haare verstärkt auf. Dieser Hormoncocktail verändert die Zusammensetzung unseres Körpers zu mehr Muskelmasse und weniger Fettgewebe. Aus diesem Grund wirkt sich Schlafmangel auch auf das Hüftgold aus. Neben der Erhöhung der Muskelkraft ist das Wachstumshormon auch für eine Zunahme an Knochenmasse verantwortlich. Während der Zeit des Tiefschlafs regeneriert zudem unser Immunsystem, um besser gegen Infektionen und andere Erkrankungen gerüstet zu sein. Deshalb erhöht zu wenig Schlaf das Risiko einer Erkrankung.

Etwa 70 bis 90 Minuten nach dem Einschlafen erreichen wir die REM-Phase. Unser Körper festigt jetzt Erinnerungen und erlernte Fähigkeiten – sehr wichtig bei der Verankerung von Bewegungsmustern oder Taktiken. Merke: Im Schlaf spult das Gehirn die gleichen Prozesse auf neuronaler Ebene ab, die es tagsüber während der Übungen oder der Lernvorgänge durchführte. Diesen Vorgang fassen Wissenschaftler unter dem Begriff *Replay-Theorie*. Er betrifft nicht nur das Lernen von Wissen, sondern auch von psychomotorischen Abläufen, welche für Sportarten und deren Bewegungsabläufe immens wichtig sind. Dieses mentale Training festigt Lerninhalte: Wissen wird besser erinnert und erlernte Bewegungsmuster werden motorisch optimiert. Diese Lernvorgänge scheinen vor allem während der zweiten Schlafhälfte abzulaufen.

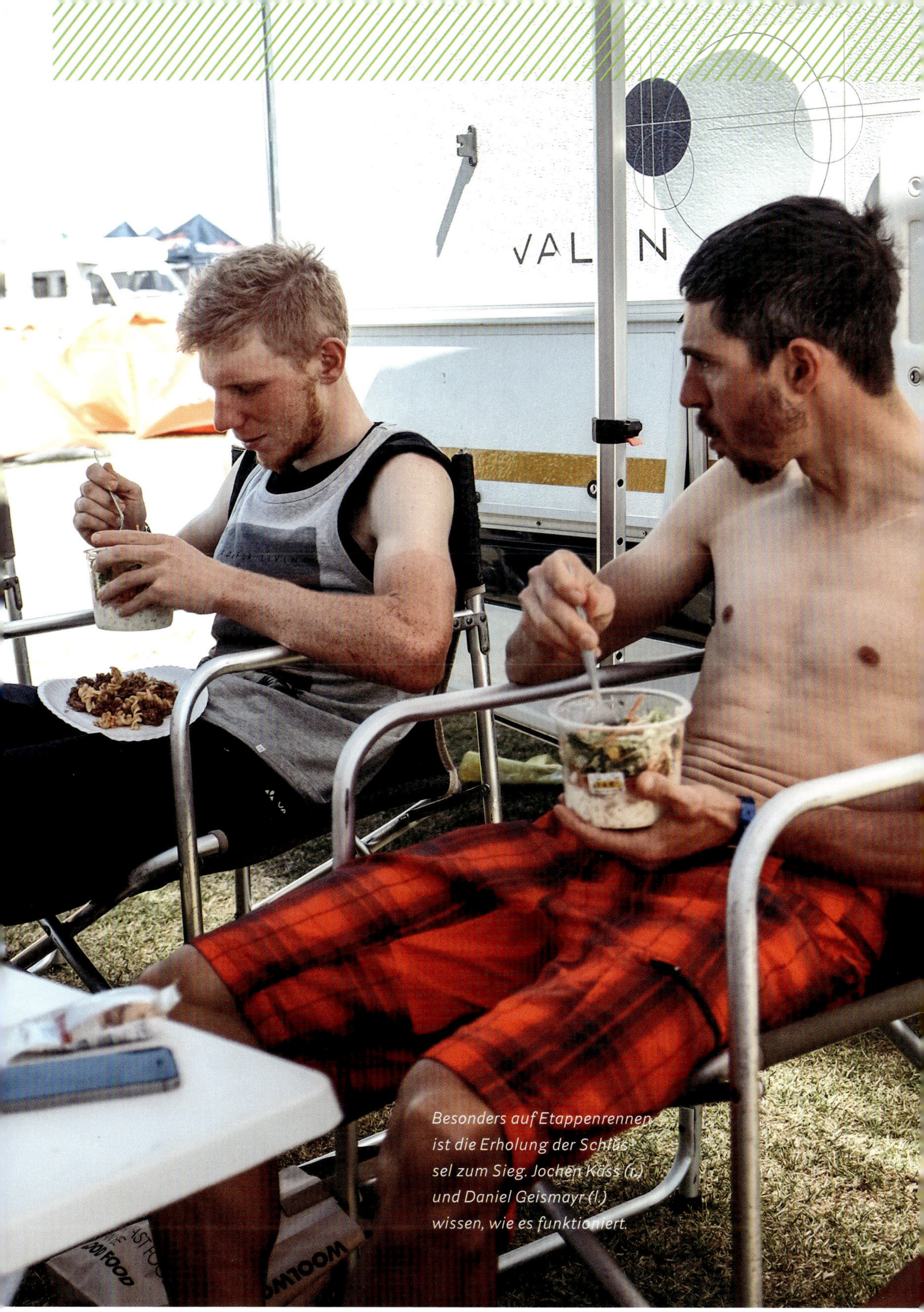

Besonders auf Etappenrennen ist die Erholung der Schlüssel zum Sieg. Jochen Käss (r.) und Daniel Geismayr (l.) wissen, wie es funktioniert.

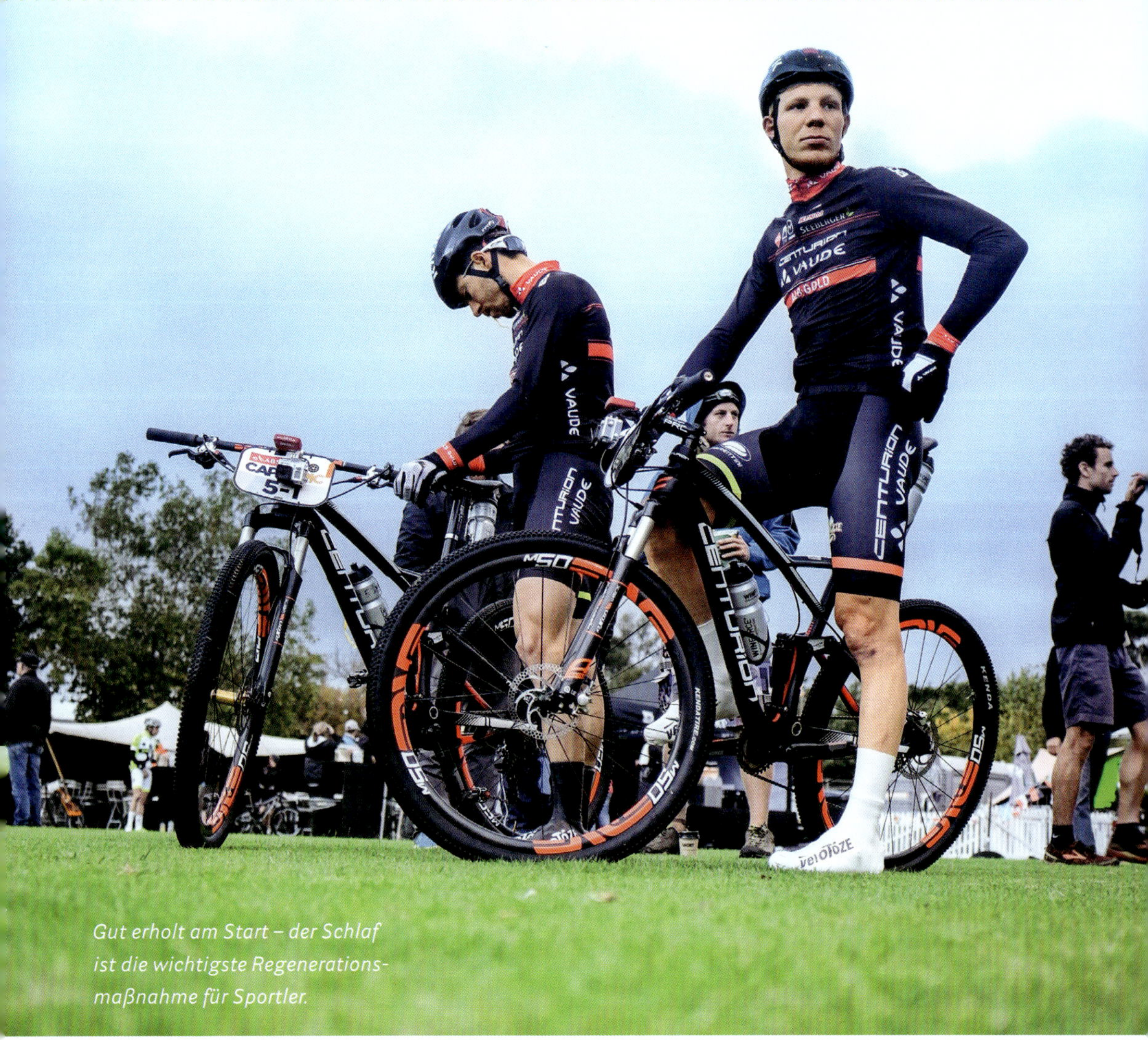

Gut erholt am Start – der Schlaf ist die wichtigste Regenerationsmaßnahme für Sportler.

Nach etwa 90 bis 120 Minuten endet ein Schlafzyklus und die zweite, sowie die dritte Non-REM-Phase wechselt sich mit der REM-Phase ab. Dabei verlängern sich die REM-Phasen in jedem Zyklus etwas. Unser Körper braucht für den Schlaf die Nacht um sich perfekt zu erholen. Evolutionär betrachtet findet zu diesem Zeitpunkt für den Menschen kaum Interaktion mit der Umwelt statt. Der Organismus hat sich über die innere Uhr an die äußeren Bedingungen angepasst und legt den Zeitraum für Schlaf während der dunklen Nacht fest. Deshalb ist es auch für Sportler, die zu einem Wettkampf mit Zeitverschiebung reisen, immens wichtig erst zu adaptieren. Wer hier wirklich 100 Prozent sicher gehen möchte, sollte als Minimum 14 Tage Eingewöhnungszeit einplanen.

Generell verlängert Sport die Schlafzeit besonders die des Tiefschlafs. Übrigens: Sport als Prävention von Schlafstörungen ist gut belegt: So lässt sich die Zunahme der Schlafstörungen im Alter durch regelmäßige körperliche Aktivität aufhalten.

Die Negativfolgen von Sport beim Schlafen

Ausdauersportarten führen eher zu besserem Schlaf im Vergleich zum Kraftsport, der überwiegend die Muskeln beansprucht. Doch so positiv sich moderater Sport auf den Schlaf auswirkt, so negativ verhält es sich mit intensiven Belastungen. Übertraining führt zu verminderter Leistungsfähigkeit und zu gestörtem Schlaf. Die fehlenden Erholungspausen, die auch nicht nach einer Erholungsnacht kompensiert werden, enden in gesteigerter Ermüdung, verringerter Regeneration und schlechteren Lerneffekten. Wichtig hierbei: Ausdauersportarten, die zu intensiv betrieben werden, wirken sich negativer auf den Nachtschlaf aus als Kraftsport.

Sportzeitpunkt und Schlaf

Ein nächtlicher Marathonlauf, ein Rennen, langes Schwimmen oder intensives Training behindern die Nachtruhe zum Teil massiv. Besonders Leistungssportler können hier vieles falsch machen. Als Sportgrenze sollte etwa zwei Stunden vor dem Schlafen gehen gesehen werden. Lockere Einheiten dürfen auch bis kurz vor dem Schlafengehen stattfinden. Ein klarer Zeitplan für Trainingseinheiten hilft die Schlafqualität enorm zu verbessern. Wer es sich zeitlich erlauben kann, sollte am Nachmittag sporteln, da hier der beste Trainingseffekt erreicht wird. Unabhängig von diesen Zeitvorgaben können spezielle Zeit-Trainingspläne sinnvoll sein. Ein Beispiel: Wer sich speziell auf einen Wettkampf vorbereitet kann seinen Körper darauf adaptieren zur Wettkampfzeit startklar zu sein. Das heißt: Ihr Rennen beginnt um 9 Uhr morgens, dann trainieren Sie um 9 Uhr. Wer diesen Rhythmus drei Wochen vor dem Wettkampf einhält, bereitet seinen Organismus ideal auf die Belastung vor. Auch wichtig: je spezifischer Sie sich auf ein Rennen vorbereiten, je genauer die Trainingsbelastungen denen des Rennens entsprechen, desto besser werden Sie sich erholen. Schauen Sie sich das Profil des Wettkampfs an, überlegen Sie was Sie wo leisten müssen. Strukturieren Sie dann Ihre spezielle Vorbereitung auf dem Wettkampf mit den geforderten Intensitäten.

Schlafen, vor und nach dem Wettkampf

Der Stress, die Anspannung, leichte Panik – jeder kennt diese Nächte vor einem Rennen. Das Gute daran: Es ist vollkommen normal so zu reagieren und gelegentlicher schlechter Schlaf wirkt sich nicht negativ auf die Leistungsfähigkeit aus. Mittel gegen den Stress:

- Spaziergang von 45 Minuten, etwa 150 Minuten vor dem Schlaf.
- Ein Glas Wein oder ein Bier (0,3 Liter). Der Muskeltonus wird gesenkt. Der Alkohol wirkt ermüdend.
- Kein Kaffee oder grüner Tee.
- Drei Stunden vor der Nachtruhe die letzte große Mahlzeit. 30 Minuten vor dem Schlaf 300 Magerquark mit etwas Früchten.
- Ein Glas warme Milch mit Honig. Die Melatoninproduktion wird angeregt, wir fallen schneller in den Schlaf.
- Eine Woche vor dem Wettkampf eine Schlafroutine entwickeln. Das heißt: zu festen Zeiten essen, spazieren gehen, ein Glas Wein trinken, Material checken usw.

Faszien, ein Bindegewebe revolutioniert

Faszien wurden in der Vergangenheit wenig Aufmerksamkeit geschenkt, dabei gibt es viele Gründe, dass Faszien-Training von entscheidender Bedeutung ist. Faszien sind bindegewebsartige Strukturen und werden von Eiweiß, Kollagen und Wasser gebildet. Verklebte Faszien können Schmerzen verursachen. Muskeln sind von einem dicht gewebten Faszien-Netz umhüllt und können dank dieser gut gegeneinander gleiten. Jahrelang hielt man das weiße Geflecht im Körper für totes Füllmaterial. Neue Forschungen zeigen jedoch, dass das Bindegewebe viele Funktionen hat: Es agiert als eigenständiges Organ, das den Körper nicht nur stützt, sondern auch mit Nervenendungen, Schmerz- und Bewegungssensoren versehen ist. Faszien können sich zusammenziehen und übernehmen die Kraftübertragung von Muskel zu Muskel. Dauerhafter Stress, sei es auf dem Rad oder im Bürostuhl, führt zu Kontraktionen, Verdickungen und Verklebungen dieser Faszien.

Interessant für Ausdauersportler: Faszien sind extrem anpassungsfähig und trainierbar. Mit dem richtigen Training der Faszien können Regenerationszeiten verkürzt werden. Weiterhin werden Bewegungsabläufe durch geschmeidige Faszien verbessert – entscheidend für Radsportler und Läufer, die an Etappenrennen teilnehmen. Ein weiterer Vorteil: Training des Bindegewebes kann langfristig vor Verletzungen schützen. In den Faszien befinden sich zudem eine hohe Anzahl an Schmerzrezeptoren: So können Verletzungen und Verklebungen in den Faszien eine Ursache für die Nackenschmerzen bei Radsportlern und Triathleten sein.

Myofascial-Release

Die einfachste Methode um seine Faszien zu trainieren/lösen ist eine Massage mit einer kleinen Schaumstoffrolle. Auf dem Markt bieten viele Hersteller Produkte an, aber ich habe schon Profis gesehen, die notfalls auf einer PET-Flasche ihre Faszien lösen. Durch diese Faszien-Eigenmassage, dem Myofascial-Release, lösen sich verklebte Strukturen. Dabei steigert sich die Durchblutung und stimuliert das Faszien-Gewebe. Die ersten Male können dabei sehr schmerzhaft sein. Besonders die Außenseite der Oberschenkel macht vielen Ausdauersportlern Probleme. Mit der Zeit wird das Gewebe jedoch weicher. Das Training sollte regelmäßig durchgeführt werden und idealerweise am Abend. Novizen sollten jedoch von einem Myofascial-Release vor einem Wettkampf absehen, da Muskelstrukturen in Mitleidenschaft gezogen werden können. Mindestens sechs Wochen vor dem Rennen sollte mit dem Rollen begonnen werden. Der ideale Zeitpunkt um sich an das Faszien-Training zu gewöhnen liegt in der Off-Season. Wer schon im

Winter damit beginnt hat keine Probleme mehr im Sommer. Es reichen zehn Minuten Rollen am Abend. Wer sich ans Training gewöhnt hat, kann sich auch vor seinem eigentlichen Sporttraining rollen. Durch das Auswalken vor dem Sport wird das fasziale Gewebe wie ausgepresst und kann sich wieder mit frischem Gewebewasser vollsaugen. Die Faszien werden dadurch elastischer und die Qualität der Bewegungsausführung während des Trainings steigt.

Myo-Release zur aktiven Regeneration
Nach dem Wettkampf können Sie mit dem Ausrollen für eine verbesserte Regeneration sorgen. Durch Myofascial-Release wird strapaziertes oder durch Bewegungsmangel verhärtetes Gewebe wieder weich, beweglich und belastbar. Merke: Bei starkem Muskelkater/Schmerzen kein Faszien-Training, da durch den Druck die Entzündungsprozesse eher verstärkt werden. Kompression oder Eisbäder wirken hier besser.

Faszien lösen: So funktioniert es

Ruhig 10–20 mal über je eine Muskelgruppe rollen, bis sich eine deutliche Entspannung einstellt. Wichtig: Den Muskel nicht aktiv anspannen. Auf Schmerzpunkten länger verweilen, bis der Schmerz nachlässt (nur im Training, nicht nach dem Wettkampf) – die Rolle sinkt dabei in den Muskel ein. Der Druck kann selbst variiert werden, indem man sich mit den Armen stützt oder ein Bein als Beschwerung auf das andere legt. Die gezeigten Übungen eignen sich für Training und nach dem Wettkampf. Nach jedem Rollen reichlich Mineralwasser trinken.

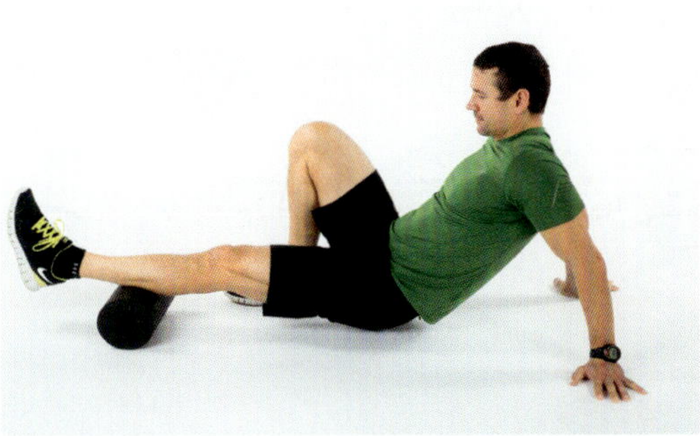

WADE: Platzieren Sie die Rolle auf Höhe Ihrer Achillessehne. Heben Sie ein Bein und legen Sie den Fuß auf dem anderen Schienbein ab. Heben Sie das Gesäß an, indem Sie sich mit den Armen hochdrücken. Oberkörper gerade lassen. Schieben Sie mit Hüft- und Armeinsatz die Beine nach vorne. Die Rolle sollte bis kurz vor die Kniekehle gerollt werden. Danach wieder zurück. Wem der Druck zu stark wird, der kann das aufgelegte Bein seitlich absetzen.

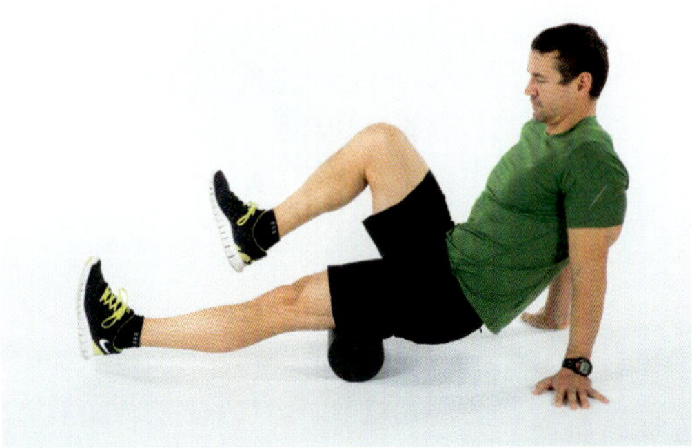

HINTERER OBERSCHENKEL: Setzen Sie sich mit der Rückseite der Oberschenkel (kurz vor dem Po) auf die Rolle. Heben Sie ein Bein und legen den Fuß auf das Schienbein des anderen Beines. Stützen Sie sich mit den Händen ab. Der Oberkörper bleibt in einer Geraden und etwa 45 Grad zum Untergrund. Ziehen Sie die Hüfte nach hinten. Die Rolle dreht sich in Richtung Kniekehle. Stoppen Sie kurz vor der Kniekehle und rollen Sie zurück.

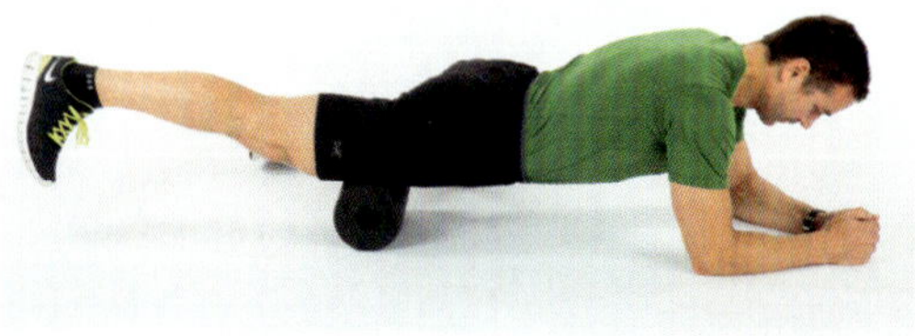

OBERSCHENKEL: Legen Sie sich bäuchlings auf den Boden. Die Arme dabei angewinkelt. Sie stützen sich auf den Unterarmen ab. Die Rolle liegt kurz vor der Kniescheibe. Bauch und Po anspannen. Oberkörper und Kopf bilden eine Gerade. Schieben Sie sich mit Armeinsatz nach hinten weg. Die Rolle rollt bis zur Hüfte hoch. Danach zurück. Eine Minute rollen. Bei starken Schmerzen mit einem Bein seitlich abstützen.

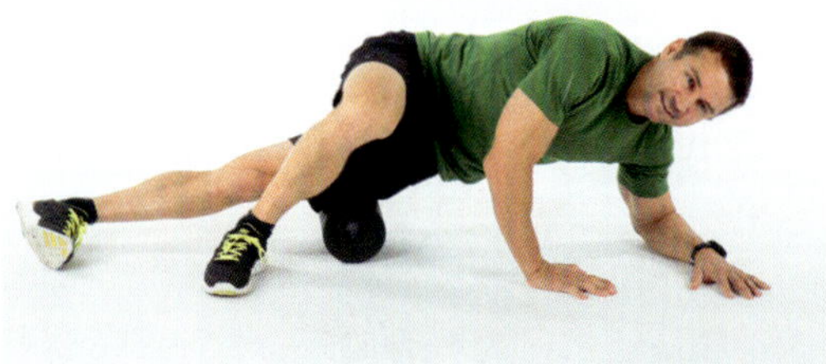

AUSSENSEITE OBERSCHENKEL: Legen Sie sich seitlich auf die Oberschenkelaußenseite. Die Rolle befindet sich oberhalb des Knies (sehr schmerzhaft für Radfahrer). Stützen Sie sich mit den Händen ab. Setzen Sie den Fuß des oberen Beins etwa auf Schienbeinhöhe vors andere Bein. Schieben Sie nun die Rolle mit Arm- und Hüfteinsatz in Richtung Becken. Stoppen Sie beim Hüftknochen und rollen Sie zurück. Die Übung ist für Radsportler sehr schmerzhaft. Regulieren Sie den Druck deshalb über den aufgestellten Fuß.

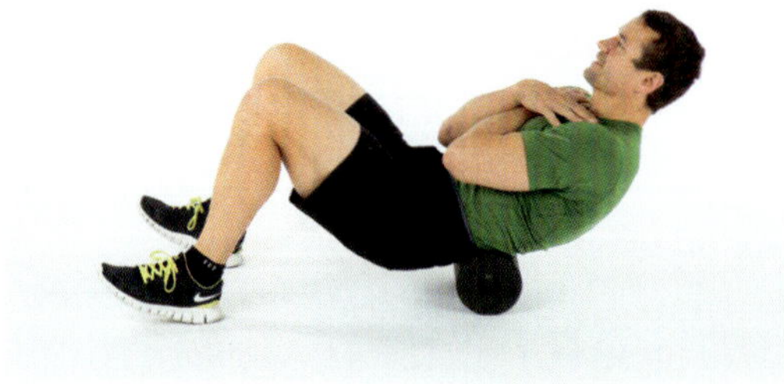

RÜCKEN: Legen Sie sich rücklings auf die Rolle: Sie befindet sich kurz vor den Lendenwirbeln. Verschränken Sie die Arme vor der Brust oder hinter dem Kopf. Stellen Sie die Füße an. Gesäß anheben, Körper gerade. Rollen Sie sich in Richtung Brustwirbelsäule, indem Sie die Beine beugen. Nicht über Lenden- und Halswirbelsäule rollen!

Essen und Trinken = schneller fit

Neben dem Schlaf fördert die richtige Ernährung die Regenration erheblich. Ich möchte in diesem Teil besonders zwei Mahlzeiten herausheben, die entscheidend für die Erholung und Aufrechterhaltung des Immunsystems sind: Der Recoveryshake und die erste feste Mahlzeit nach dem Rennen. Die Regenration beginnt im Grunde schon im Rennen, denn nur wer genügend isst und trinkt, kann sich schnell erholen.

In den ersten 30 Minuten nach dem Rennen befindet sich Ihr Organismus in einer anabolen (aufbauenden) Stoffwechsellage. Dieses Wachstumsfenster (window of growth) sollte genutzt werden. Greifen Sie nach dem Rennen gleich zu einem Regerationsgetränk. Dabei können Sie zwischen einem Fertigprodukt wählen oder sich Ihr eignes Erholungsgetränk herstellen. Neben Kohlenhydraten, zur Füllung der Energiespeicher und Natrium sollte besonders Eiweiß enthalten sein. Eine genaue Zusammensetzung, sowie ein Rezept zum Selbermachen finden Sie im Rezeptteil. Tipp, für den Recoverydrink des kleinen Mannes: Wer keinen Zugang zu einen Regerationsgetränk hat, kann auch einfach eine heiße Schokolade oder ein Fertigkakaomix einnehmen.

60 bis 90 Minuten nach der Belastung erfolgt die erste feste Mahlzeit. Hier sollten Sie auf ein ausgewogenes Verhältnis der Nährstoffe Kohlenhydrate, Fette und Eiweiße achten. Wobei Kohlenhydrate mit einem hohen glykämischen Index zu bevorzugen sind. Um eine hohe Eiweißqualität zu erreichen, ist eine gute Kombination eiweißhaltiger Lebensmittel wichtig.

Gute Protein-Kohlenhydratkombinationen:

- Getreide und Hülsenfrüchte (Erbseneintopf oder Linsensuppe mit Brot)
- Getreide und Milchprodukte (Vollkornbrot mit Käse, Milchreis)
- Kartoffeln und Eier
- Kartoffeln und Milchprodukte

Eiweiße, Schlüsselrolle in der Regeneration

Eiweiße (Proteine), die Grundbausteine des Körpers, bestehen aus Aminosäuren, die unterschiedlich miteinander verknüpft sind. Ihre Aufgaben in unserem Körper sind vielschichtig: Sie dienen als Baustoff für Muskelfasern, Organe und Blut, für Enzyme, Hormone, Antikörper innerhalb des Immunsystems – nur um einige Aufgaben zu nennen. Besonders Sportler profitieren von der Zufuhr aus hochwertigen Proteinen (relevante Aminosäuren sind Glutamin, Arginin und Lysin), da sie in der Regeneration helfen und das Immunsystem stabil halten.

Mineralstoffe, Regelstoffe des Organismus

Mineralstoffe werden von unserem Organismus weder produziert noch verbraucht. Eine ausgeglichene Bilanz der Mineralstoffe ist jedoch für die optimale Funktion des Stoffwechsels, der Muskelkontraktionen und neuronaler Prozesse wichtig. Besonders während Belastungen, aber auch in Ruhe, scheiden wir Mineralien durch Urin, Schweiß und Kot aus. Sie lassen sich hauptsächlich durch Getränke und feste Nahrung ersetzen. Mineralstoffe agieren als Regelstoffe, an wichtigen physiologischen Prozessen wie der Muskelkontraktion, dem Säure-Basen-Haushalt, der Blutgerinnung, dem Sauerstofftransport, der Nervenleitung, dem Herzrhythmus und dem Flüssigkeitshaushalt. Auf der anderen Seite sind sie Baustoffe der Knochen, Zähne, Muskeln und anderen Strukturen im Organismus.

Unschlagbares Trio: Magnesium, Zink und Kalium

Für Sportler nehmen Magnesium, Zink und Kalium die wichtigste Rolle in der Regeneration ein. Magnesium gilt als wichtigstes Mineral für die Erholung. Neben der Membranstabilisierung, der Mitbildung von Proteinen verbessert es den Kaliumtransport in die Zellen. Weiterhin ist die Glukoseaufnahme in die Zelle von Magnesium abhängig und verbessert die Glykolyse. Wichtig: Immer etwas Eiweiß gleichzeitig mit Magnesium aufzunehmen, da Magnesium das Eiweiß als Transporter in den Organismus benötigt. Magnesium ist einer der wichtigsten Katalysatoren für die Energiebereitstellung. Magnesium sollte nicht isoliert betrachtet werden: Es gewinnt mit Kalium zusätzlich an Bedeutung und entfaltet sein Wirkspektrum erst bei einem gutem Kaliumhaushalt.

Kalium benötigt der Körper auch zur Einlagerung der Kohlenhydrate in die Muskulatur und Leber. Zink ist an vielen Stoffwechselvorgängen beteiligt und Teil von über 200 Enzymen. Ohne Zink läuft unser Proteinstoffwechsel nicht, zudem ist das Mineral wichtig für den Säure-Basen-Haushalt und das Hormonsystem.

Die drei Mineralien nehmen bei der ersten festen Mahlzeit nach dem Rennen eine wichtige Rolle ein und Sie sollten deshalb auf eine gute Versorgung achten. Die richtige Lebensmittelauswahl oder ein Nahrungsergänzungsmittel helfen die nötigen Mengen zu erreichen.

MAGNESIUMREICHE LEBENSMITTEL

- Nüsse,
- Amaranth
- Quinoa
- Sonnenblumenkerne
- Hirse
- Haferflocken

LALIUMSPENDER

- Tomaten
- Tomatenmark
- Paprika
- Quark
- Früchte
- Gurken

ZINKREICHE LEBENSMITTEL

- Fleisch (Bio)
- Käse (Rohmilch bevorzugen)
- Kürbiskerne
- Fisch
- Eier

Noch ein Wort zur Paleo-Ernährung und der Regeneration nach dem Wettkampf:
Ich bin ein großer Freund der Steinzeiternährung, doch im Leistungssport hat sie eine limitierende Rolle. Durch intensive Belastungen muss der Körper vermehrt auf Kohlenhydrate zurückgreifen, da diese mit geringerem Sauerstoffaufwand verstoffwechselt werden. Merke: Je intensiver das Training, desto bedeutender sind Kohlenhydrate. Es gibt Möglichkeiten, Paleo in sein Grundlagentraining zu integrieren und zum Beispiel Süßkartoffeln als Energiequelle zu nutzen. In der Regerationsphase (nach intensiven Trainingseinheiten, Wettkämpfen) kommen Sie jedoch nicht um Kohlenhydrate herum. Die Gründe: Insulin ist das aufbauendste Hormon in unserem Körper und wird nicht ohne Grund als Dopingmittel missbraucht. Aus diesem Grund fördern Kohlenhydrate extrem in der Regeration. Sie beschleunigen die Wiederauffüllung der Glykogenspeicher und stabilisieren das Immunsystem. Kohlenhydrate erhöhen die Aktivität von Fresszellen, die Bakterien abwehren. Viele Hochleistungssportler nutzen deshalb eine Carb-Cycling-Diät. Das heißt: es werden nur dann Kohlenhydrate verzehrt, wenn sie nötig sind. Also während des Trainings (unter Belastung entsteht kein Insulinpeak) und als Regenerations- und Lademittel nach und vor Wettkämpfen. Wer so will: Diese Art der Ernährung ist zu 70–80 Prozent Paleo. Durch diese Ernährung wird zudem ein gutes Omega 3/6-Verhältnis gewährleistet (Fisch, grasgefütterte Tiere), das Entzündungsprozesse schneller abheilen lässt.

Ernährung nach dem Wettkampf

Für Sportler, die gern wissen möchten was sie sich zuführen und höchste Qualität verlangen, biete ich ein kleines Rezept für Recoveryshakes an.

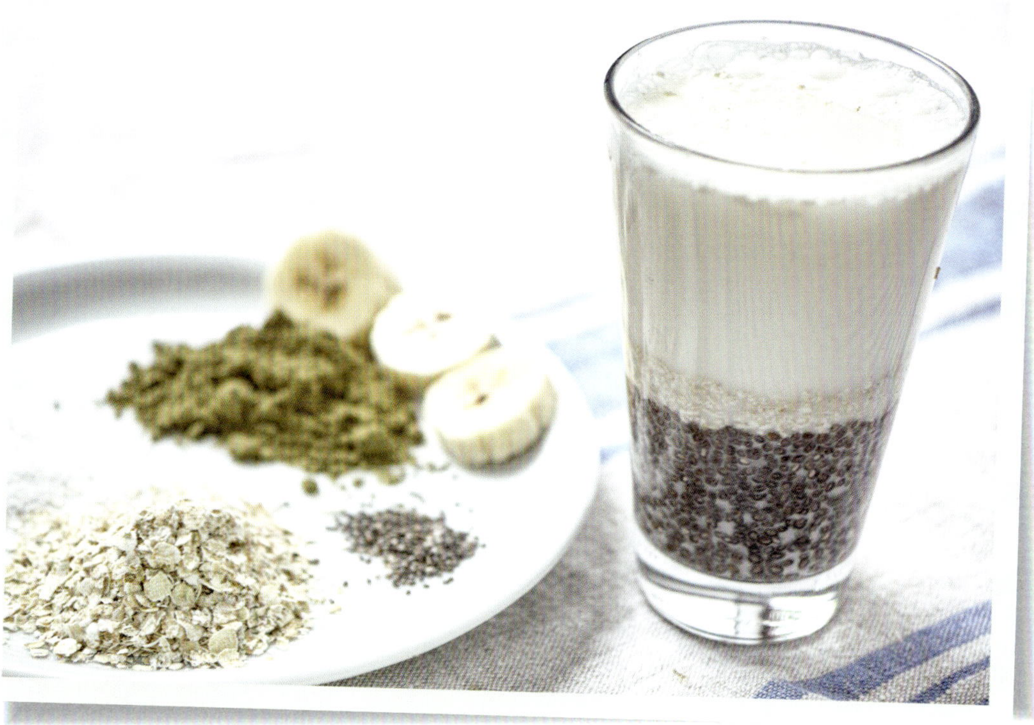

RECOVERYDRINK, SELBSTGEMACHT

Mengen für ein
500 – 700 ml Getränk
in Wasser:
20 – 25 g Proteinpulver
je 1 g Kohlenhydrate pro Kilo Körpergewicht
mind. 400 mg Natrium (je nach Schweißverlust)

Beispiel für einen 70 kg schweren Sportler:
22 g Eiweiß,
70 g Kohlenhydrate,
400mg Natrium

- Ein Wheyprotein (neutral), das kalt verarbeitet und ultra/micro gefiltert wurde. Die Proteine bewahren so ihren natürlichsten Zustand. Hersteller, die mit solch einem Verfahren arbeiten, schreiben das immer auf ihre Verpackung. Zudem sollten Sie ein Pulver wählen, das frei von Süßstoffen ist.

- Bei den Kohlenhydraten sollten Sie auf schnellverfügbare zurückgreifen. Wer will kann einfach Kristallzucker nehmen. Geschmacklich angenehmer sind diverse Fertigmischungen für Schokomilchpulver (ja, so etwas wie Kaba). Wichtig hierbei: Das Produkt sollte keine Fructose enthalten.

- Natrium (Salz)

Das Eisbad zur Regeneration im Leistungssport

Frieren für die Erholung: Was auf den ersten Blick paradox aussieht, nutzen heute viele Sportler, um besser zu regenerieren. Bereits seit Jahren wird das Eisbad im Rugby eingesetzt. Auch im Laufsport finden sich immer mehr Athleten wie zum Beispiel die jamaikanischen Sprinter und Mittelstreckenläufer. Dabei liegt die Temperatur der Eisbäder bei 13–16 Grad und wird ungefähr für zehn bis 15 Minuten genutzt. Die Hauptgründe für den Nutzen liegt in den entstandenen Mikrotraumen, welche einer Entzündung gleichen. Diese heilen durch die Kälte und die hervorgerufene Durchblutung schneller ab. Ziel ist dabei die Verhinderung des Anschwellens der Extremitäten und eine verbesserte Durchblutung. Weiterhin werden durch die Kälte Blutgefäße verengt, was zu einem höheren Blutrückfluss führt. Sobald der Athlet aus dem Eisbad steigt, wird der Körper sofort beginnen den Muskel wieder zu erwärmen und frisches Blut in den Muskel zu transportieren. Besonders bei Stoß- und Druckbelastung eignet sich das Eisbad. Deshalb lohnt sich der Gang in die Eiswanne speziell bei Läufern oder Triathleten. Radsportler profitieren weniger vom Eis. Dennoch, in der Off-Season, wenn vermehrt Kraft- und Lauftraining absolviert wird, können Eisbäder helfen.

Durchführung für den Heimgebrauch oder Hotelzimmer: nach den vorangegangenen Regerationsmaßnahmen (siehe Fahrplan, letztes Kapitel) die Wanne mit Wasser auffüllen. Es reicht, wenn die Beine komplett mit Wasser bedeckt sind. Den Oberkörper mit einem T-Shirt oder Pullover bedecken. Dann Eiswürfel oder Coolpacks in das Wasser legen, langsam in die Wanne setzen und 10–15 Minuten sitzen bleiben. Danach abtrocknen und ins Hotelbett legen (zugedeckt). Nach etwa 20 Minuten aufstehen und warm duschen. Wer möchte, kann danach eine Kompressionshose anziehen und seine Beine hochlagern.

Drei Eckpfeiler zur perfekten Erholung

Regeneration ist das Renovierungsprogramm des Körpers. Das Tolle daran: Es läuft von allein ab, indem der Organismus versucht geschädigte Zellen, Gewebe oder Organe und deren Funktionen wiederherzustellen. Dennoch kann man den Prozess beschleunigen, um schneller wieder zurück im Training zu sein. Dabei gliedert sich eine gute Regeneration in drei Teile:

BEWEGUNG (AKTIVE REGENERATION)

Auslaufen/Fahren am Belastungstag, regeneratives Schwimmen, Laufen oder Radfahren nach dem Belastungstag, Faszien lösen mit einem Schaumroller

PAUSE (PASSIVE REGENERATION)

Schlaf, Saunagänge, Eisbäder, Kompressionsbekleidung, Stressvermeidung, Massage

ERNÄHRUNG

Gute Versorgung mit Vitaminen und Mineralstoffen, Wiederauffüllen der Glykogenspeicher mit Kohlenhydraten, Fette und Proteine zur Reparatur von zerstörtem Muskelgewebe sowie der Abheilung von Entzündungen

Nur stellt sich dabei eine Frage: Wie fügt man diese Puzzleteile so ineinander, dass ein Wettkampf, besser und schneller verkraftet wird. Der folgende Fahrplan zeigt Ihnen wie die Bausteine zusammengesetzt werden und Sie schneller zurück ins Training kommen.

Der Fahrplan

Eine Woche vor dem WETTKAMPFTAG
Die Trainingsbelastung sinkt um 30 bis 40 Prozent des Vorwochenpensums. Zudem sollten kaum noch intensive Trainingseinheiten absolviert werden. Nach jeder Trainingseinheit folgt ein kurzes Stretching, sowie ein Rollen der Faszien. Dabei bearbeitet man etwa 20 Sekunden lang jede Muskelpartie. Die Nahrung hat ihren Schwerpunkt auf Gemüse, komplexen Kohlenhydraten (Vollkornprodukte), Fisch und Fleisch aus dem Bioanbau. Wichtig dabei: Die Tiere sollten grasgefüttert sein, da so ein höherer Anteil an Omega-3-Fettsäuren im Fleisch vorhanden ist. Omega-3-Fettsäuren sind wichtig, um Entzündungsprozesse im Körper zu heilen. Das spielt in der Regeneration nach einem Wettkampf eine entscheidende Rolle, da ein gutes Fettsäurenverhältnis die Erholung verkürzt. Ideal ist eine Relation von Omega-3- zu Omega-6-Fettsäuren von 1 zu 5. Diese Relation erreicht, wer zwei- bis dreimal pro Woche Seefisch (Seelachs, Thunfisch, Makrele, Hering) isst. Das Gewürz Kurkuma dämmt zusätzlich den Katabolismus.

WETTKAMPFTAG – auf der Strecke
Regeneration beginnt bereits im Rennen. Essen und trinken Sie immer ausreichend. Je nach Sportler schwankt die Einnahme von Kohlenhydraten. Generell sollten Sie aber soviel wie möglich konsumieren. 80–90 Gramm Kohlenhydrate wäre gut.

WETTKAMPFTAG – kurz nach dem Ziel
Nach einem Wettkampf braucht das Immunsystem bis zu 72 Stunden um wieder voll funktionsfähig zu sein (Open Window Effekt). Der Grund: Der Anteil, der für die Immunabwehr wichtigen weißen Blutkörperchen (Leukozyten), nimmt kurz nach intensiver Belastung zunächst zu, fällt aber bereits nach wenigen Stunden dramatisch stark ab. Was folgt, ist eine erhöhte Infektions- und Erkältungsanfälligkeit. Deshalb sollte nach dem Zieleinlauf sofort trockene und warme Kleidung angezogen werden. Zudem empfiehlt es sich zeitgleich die Glykogenspeicher mit Kohlenhydraten zu füllen. Besonders nach dem Wettkampf kann der Körper mehr Glykogen aus den Kohlenhydraten gewinnen, man spricht hier auch von einem »Glykogenfenster«. Kohlenhydrate und der damit verbundene Anstieg des Insulinspiegels stärken das Immunsystem und erhöhen die Aktivität von Fresszellen, die Bakterien abwehren. Hierbei bieten sich Recoverydrinks an, da sie zusätzlich Protein enthalten. Wer es natürlicher möchte, kann zu 250 Gramm Magerquark greifen. Dieser wird in die Trinkflasche gegeben und mit Kakaopulver (heiße Schokolade) und Wasser vermischt.

WETTKAMPFTAG – bis 40 Minuten nach Zieleinlauf
Sofort Recoverydrink. Cool Down für 15 bis 20 Minuten. Dabei läuft/fährt der Sportler bei 55 Prozent seiner maximalen Herzfrequenz. Der Vorteil des Auslaufens-/fahrens:

Der Blutfluss wird angekurbelt, Metabolide (Stoffwechselzwischenprodukte) werden so schneller abtransportiert. Herz-Kreislaufsystem und Muskeln werden nicht belastet. Wer möchte, kann sich auch Ausfahren, da hier eine geringere Muskelbelastung entsteht – keine exzentrische Belastung. Etwa 500 ml Mineralwasser trinken.

WETTKAMPFTAG –
60 Minuten nach Zieleinlauf
Massage für 15 Minuten. Eine leichte Massage entspannt und stellt den Körper auf Regeneration ein. Wichtig: Eine Massage, nach dem Wettkampf, sollte sich aufs Ausstreichen und leichtes Dehnen konzentrieren. Sie soll nicht schon entzündetes Gewebe noch mehr strapazieren. Mineralwasser trinken: 500–1000 ml.

WETTKAMPFTAG –
90–120 Minuten nach Zieleinlauf
Eisbad oder kaltes Bad für 15 Minuten. Übrigens, wer es früher als 90 Minuten nach dem Rennen in einen kalten Fluss schafft, sollte das tun. Studienergebnisse zeigen, dass 13 bis 16 Grad kühles Wasser am besten geeignet ist. Die Körpertemperatur wird dabei gesenkt, Entzündungsprozesse eingedämmt, Gefäße verengt und Schlackenstoffe schneller abtransportiert. Danach warm einpacken und 20 Minuten später duschen. Nach dem Duschen bieten sich Kompressionsstrümpfe an, da sie den Blutrückfluss aus den Waden begünstigen. Mineralwasser trinken: 200–300 ml. Größere Mahlzeit einnehmen – mit Kurkuma würzen. Die erste große Mahlzeit nach einem Rennen sollte ausgewogen und leicht zu verdauen sein. Ideal wäre ein Reisgericht mit Gemüse und etwas magerem Putenfleisch. Als Nachtisch einen Früchtequark.

WETTKAMPFTAG –
3 Stunden nach Zieleinlauf
Kurzer Schlaf für 30 Minuten. Ein kurzes Nickerchen nach dem Essen kurbelt die Regeneration an. Das Herzkreislaufsystem kommt weiter zur Ruhe, der Muskeltonus sinkt, aufbauende Hormone werden ausgeschüttet. Nach 30 Minuten fühlt sich der Sportler frischer und erholt, sowohl körperlich wie geistig. Das bestätigten auch Studien. Wichtig: Wer mehr als 30 Minuten schläft, braucht sehr viel länger um wieder fit zu sein. Mineralwasser trinken: 200–300 ml.

WETTKAMPFTAG –
4 Stunden nach Zieleinlauf
Kurzer Spaziergang für 30 Minuten. Auch hier werden Herzkreislauf und Muskeln wenig belastet aber die Blutzirkulation angeregt. Schlackenprodukte werden abtransportiert und Nährstoffe gelangen schneller zu den Muskeln und Organen.

WETTKAMPFTAG –
8 bis 10 Stunden nach Zieleinlauf
Essen vor dem Schlaf. Fleisch, Gemüse und Nüsse bieten sich jetzt an. Das dort enthaltene Tryptophan wandelt der Körper in Serotonin um, das den Sportler perfekt einschlummern lässt. Zusätzlich sollten weitere Kohlenhydrate zugeführt werden. Anstatt Kaffee trinkt man ein Glas warme Milch: Auch hier lässt einen die Ausschüttung von Melatonin besser einschlafen. Vor dem Schlafengehen die Beine etwa 30 Minuten hochlagern.

WETTKAMPFTAG –
10 bis 11 Stunden nach Zieldurchfahrt
Schlafen, für mindestens acht Stunden.

1. Tag nach dem *WETTKAMPF*

Lockere Ausfahrt für 45 Minuten. Dabei fährt der Sportler bei 55 Prozent seiner maximalen Herzfrequenz. Faszien rollen: jeden Muskel für etwa 30 Sekunden. Bei Muskelkater nicht ausrollen, da das die Entzündung verstärkt. Auch der Griff zu Schmerzmitteln ist ungünstig, da Leber und Nieren Extraarbeit aufgedrückt bekommen. Zudem ist für viele Tage nach der Einnahme die Blutgerinnung gestört, und das kann dazu führen, dass die Regeneration nach sportlichen Belastungen extrem verlängert wird. Besser Enzymkombinationspräparate nehmen, diese beschleunigen den Heilungsprozess der Muskulatur und lassen Entzündungen schneller abklingen. Die Nahrung sollte ausgewogen sein. So oft es geht die Beine hochlagern.

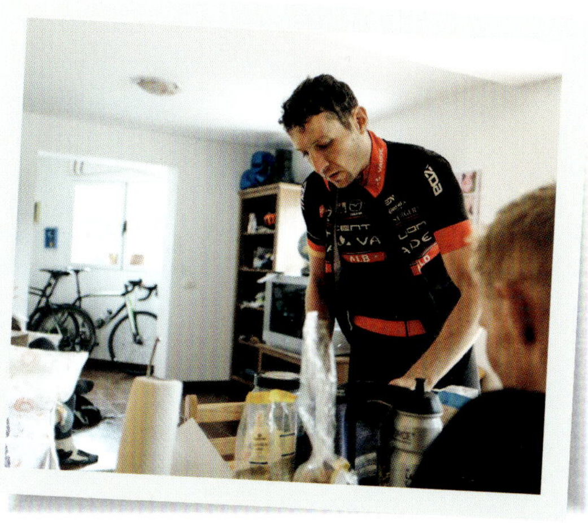

Markus Kaufmann: Im Trainingslager und Wettkampf müssen reichlich Kohlenhydrate verzehrt werden.

2. Tag nach dem *WETTKAMPF*

Lockerer Lauf für 30 Minuten. Auch hier sollte die Herzfrequenz um die 55 Prozent des Maximums liegen. Faszien ausrollen. Die Nahrung sollte ausgewogen sein.

3.–7. Tag nach dem *WETTKAMPF*

Je nach Befinden kann das erste sehr lockere Training wieder angesetzt werden. Die Belastung liegt bei 65–70 Prozent der maximalen Herzfrequenz. Faszien ausrollen. Die Nahrung sollte ausgewogen sein. Wer mehr Erholung braucht, kann gerne zwei bis drei Tage lang nichts machen.

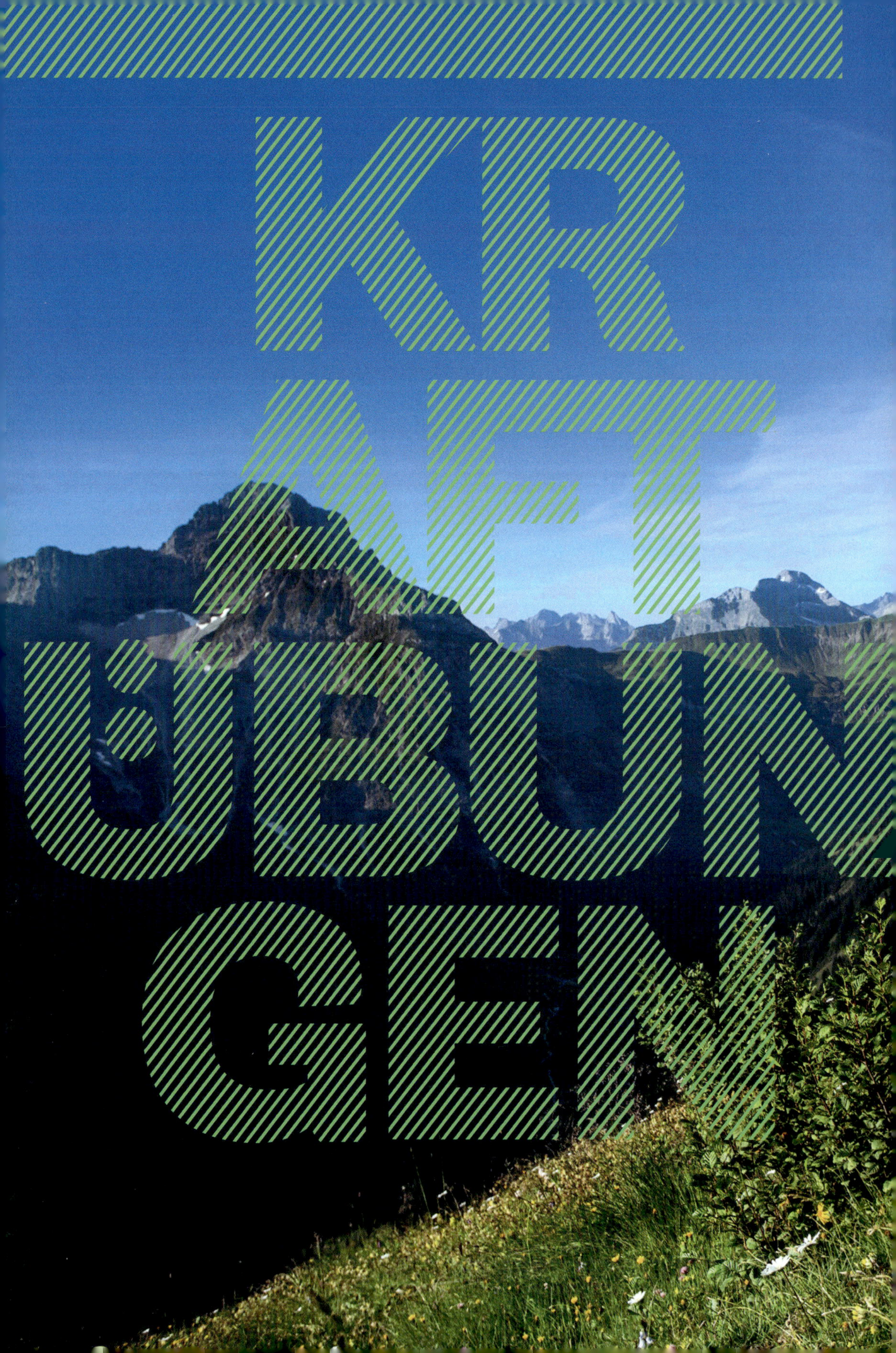
KR
AFT
ÜBUN
GEN

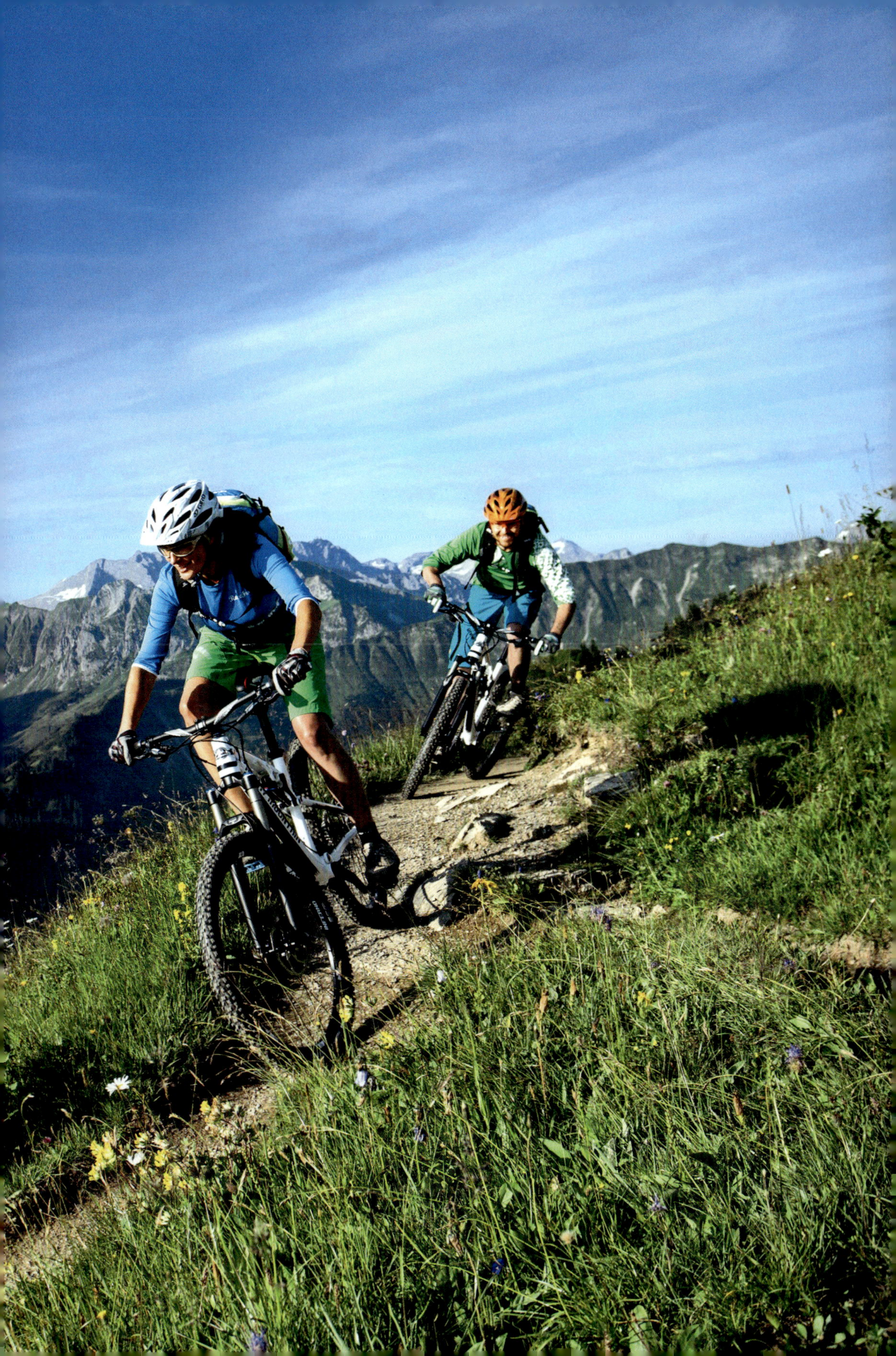

1. Frosch

Zug- und Druckbewegung in der Diagonalen – wie beim Radsport.

1 Stehen Sie gerade. Die Füße etwa schulterbreit. Die Arme etwa doppelt schulterbreit nach oben strecken. Die Hände sind dabei nach außen rotiert. **2** Heben Sie jetzt das linke Knie. Gleichzeitig senkt sich der rechte Ellenbogen in Richtung Knie. Knie und Ellenbogen berühren sich etwa auf Brustbeinhöhe. Der Blick bleibt dabei gerade. **3** Kehren Sie in die Ausgangsposition zurück und starten Sie mit dem anderen Knie.

TIPP: *Versuchen Sie das Knie möglichst hoch zu ziehen. Fixieren Sie einen Punkt vor sich, dadurch bleiben Sie im Gleichgewicht.*

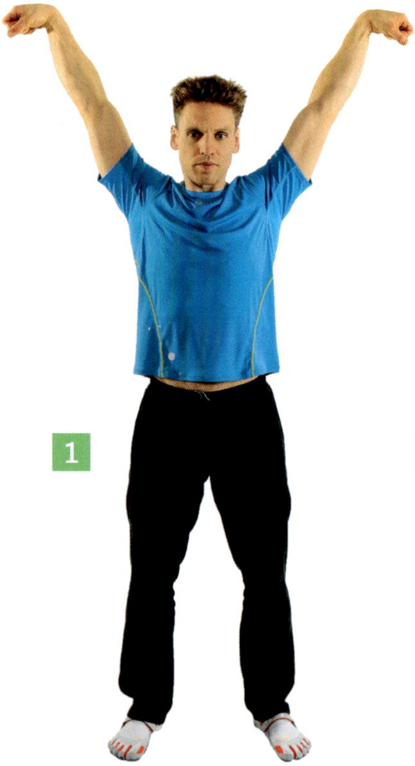
1

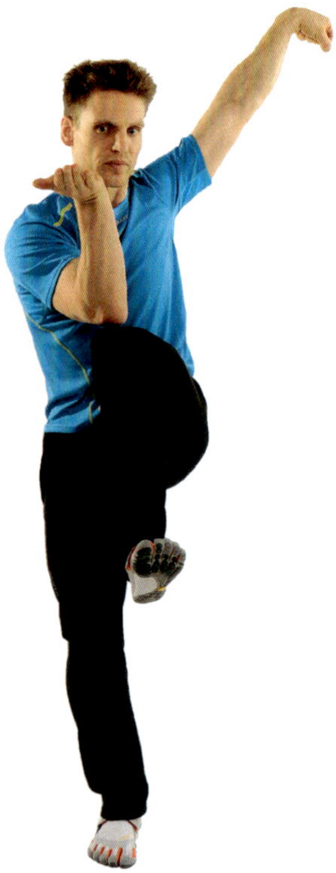
2

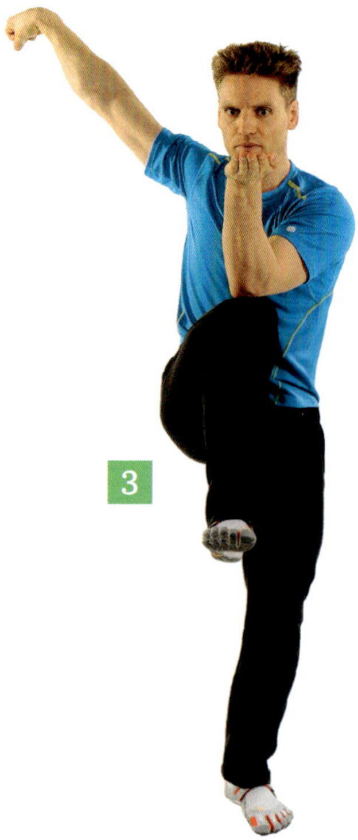
3

2. Rudern

Zur Steigerung der Balance und der seitengleichen Kraft.

1 Sie stehen aufrecht und halten die Kugel in der linken Hand. Heben Sie nun das linke Bein und strecken es nach hinten; der Körper folgt der Bewegung und neigt sich in die Waagerechte. **2** Ziehen Sie nun den linken Ellbogen am Rumpf vorbei. Einmal Heben und Senken der Kugel entspricht einer Wiederholung. Beim nächsten Satz wechseln Standbein und Arbeitshand.

TIPP: *Spreizen Sie den freien Arm zur Seite ab, dann bleiben Sie leichter im Gleichgewicht.*

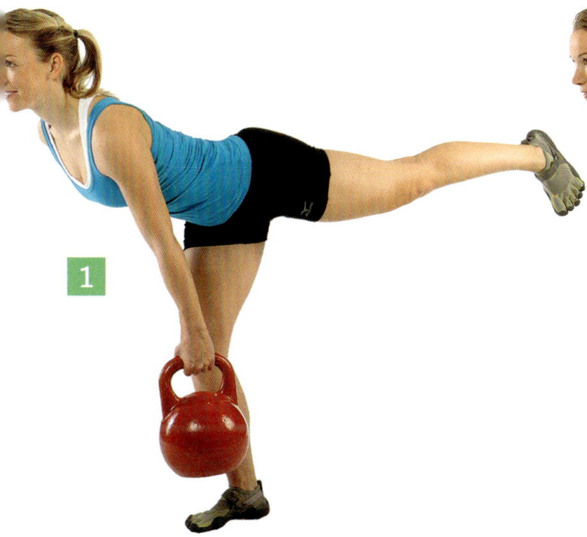
1

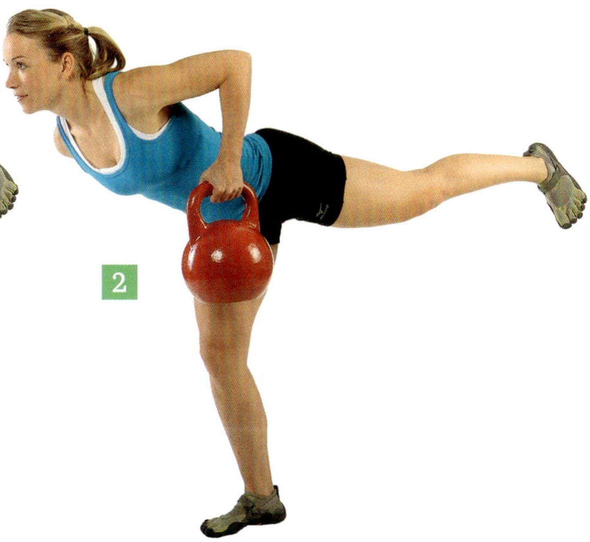
2

3. Slingshot

Einfach, aber ein Segen für Schultern und Rumpf.

1 Stehen Sie hüftbreit und heben Sie die Kettlebell mit beiden Händen hoch. Bauch und Gesäß anspannen. Brustbein gehoben. **2** Übergeben Sie nun die Kettelbell hinter sich von einer Hand in die andere. Der Körper pendelt dabei leicht vor und zurück. Schultern und Hüften verdrehen sich nicht bei dieser Übung.

TIPP: *Die Hüfte wandert nur vor und zurück. Sie weich nicht nach links oder rechts aus.*

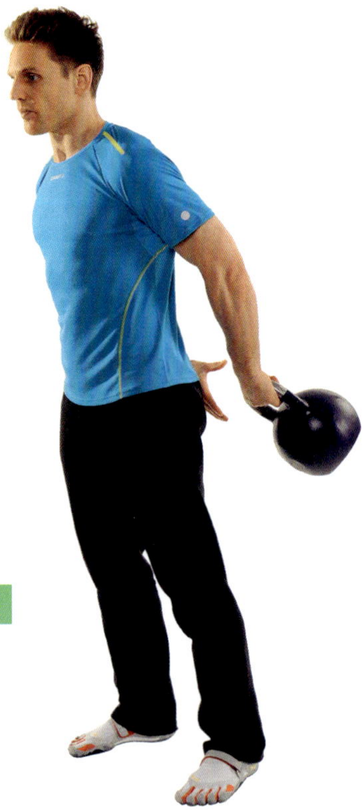

1

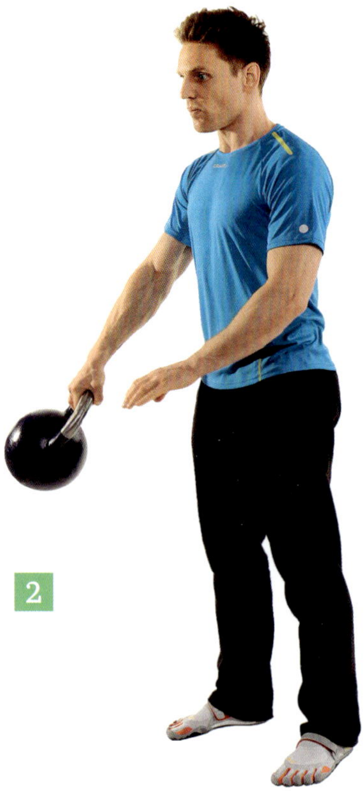

2

4. Crunch auf Ball

Der Klassiker auf ungewohntem Untergrund.

1 Setzen Sie sich auf den Ball. Die Füße über schulterbreit aufgestellt. Beine im 90-Grad-Winkel gebeugt. Senken Sie jetzt den Oberkörper nach hinten ab. Dabei liegt der komplette Rücken auf dem Ball.
2 Heben Sie jetzt Ihren Oberkörper an, bis Sie leicht in der Hüfte gebeugt sind – nicht wieder aufrichten. Halten Sie diese Position kurz und senken Sie den Oberkörper wieder ab.

TIPP: *Ihr Kopf sollte beim Crunch in einer Linie mit Ihrem Oberkörper stehen. Sie heben praktisch Ihre Nasenspitze Richtung Decke.*

1

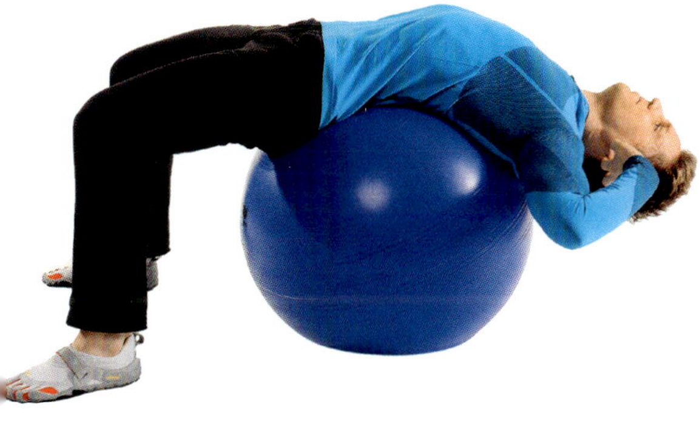

2

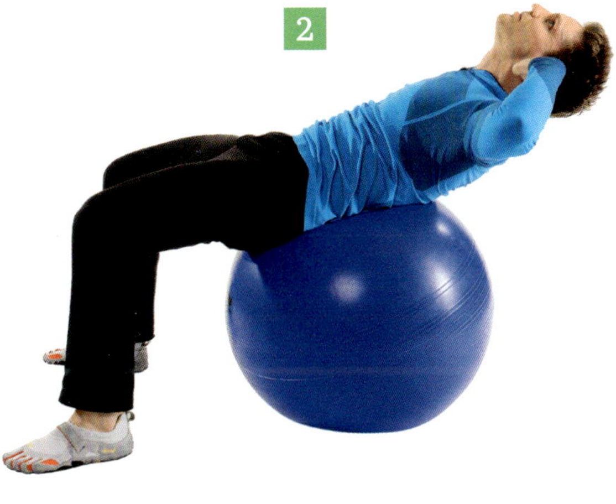

5. Delfin

Koordination und Rumpfstabilität für Fortgeschrittene.

1 Stehen Sie auf dem rechten Bein. Der Ball liegt hinter Ihnen, sodass Sie die Mitte des Balls mit den linken Fingerspitzen berühren. Heben Sie den rechten Arm, der in einer Linie mit dem Gesamtkörper steht. 2 Rollen Sie nun den Ball vorsichtig in Richtung Gesäß. Gleichzeitig senken Sie sich ab. Der rechte Arm sinkt gleichzeitig. Sie berühren den Ball mit Ihrem Gesäß. 3 Sie stehen mit dem linken Bein auf und heben den linken Arm. Die rechte Hand berührt den Ball mit den Fingerspitzen. Kehren Sie in umgekehrter Reinfolge in die Ausgangsposition zurück.

TIPP: *Halten Sie die Kontaktzeit auf dem Ball so kurz wie möglich.*

1 2 3

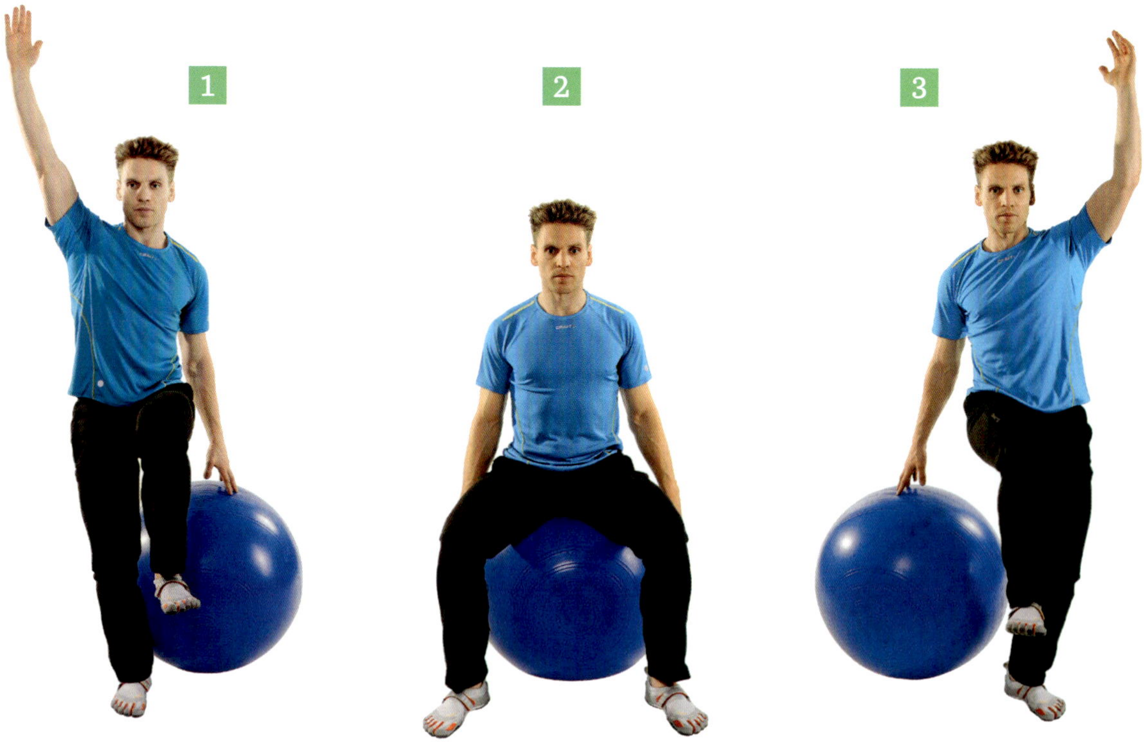

6. Brücke auf Ball

Rumpfstabilität und Balance – alles in einem.

1 Platzieren Sie die Füße auf dem Ball. Ober- und Unterschenkel stehen etwa im rechten Winkel. Oberkörper und Kopf ruhen auf dem Boden. Arme leicht abgespreizt daneben. **2** Heben Sie jetzt die Hüfte an. Dabei hebt sich ein Teil des Oberkörpers. Spannen Sie aktiv Bauch und Gesäßmuskulatur an. Halten Sie diese Position mindestens fünf Sekunden lang.

TIPP: *Achten Sie genau darauf, dass die Hüfte nicht absinkt. Immer Rumpf und Gesäß anspannen.*

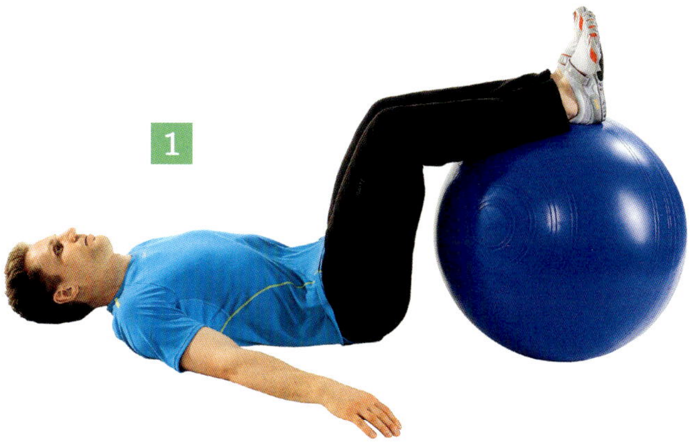

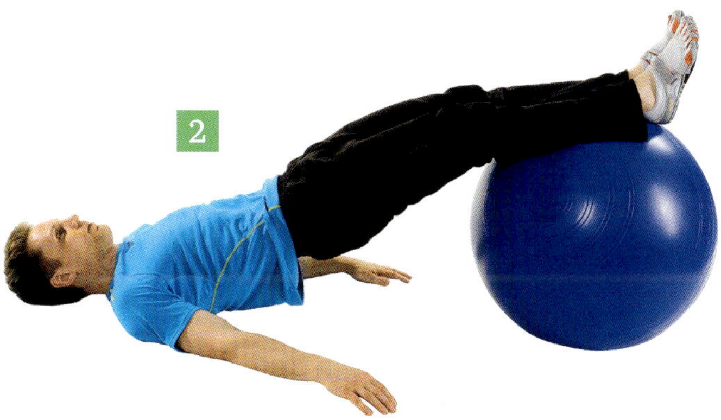

7. Namen schreiben

Extrem anstrengende, aber effektive Rumpfübung.

1 Stehen Sie auf den Knien. Die Zehen angestellt. Ihre Hände ruhen auf dem Ball, der vor Ihnen liegt.
2 Rollen Sie nun die Hände nach vorn über den Ball. Ihre Unterarme und Ellenbogen fixieren den Ball. Kopf, Oberkörper und Gesäß bilden eine Gerade. Rumpf und Gesäß anspannen. Beginnen Sie nun damit, Ihren Namen mit den Ellenbogen in den Ball zu schreiben. Sie müssen dabei vor, zurück, links und rechts.

TIPP: *Diese Übung wird mit dem Abstand des Balls zu Ihnen schwerer. Sie können Anfangs auch statisch mit den Ellenbogen auf dem Ball ruhen.*

1

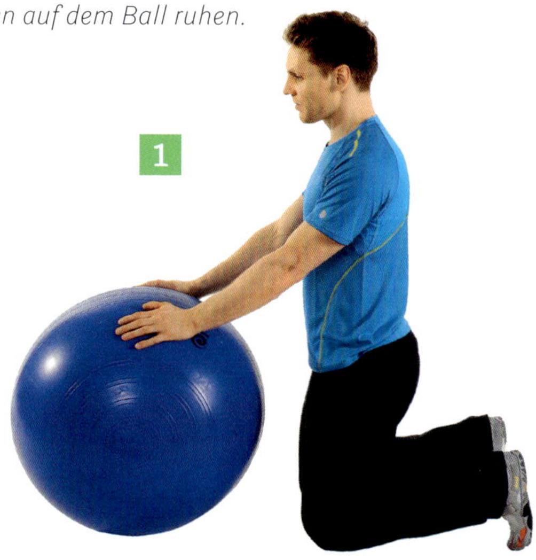

2

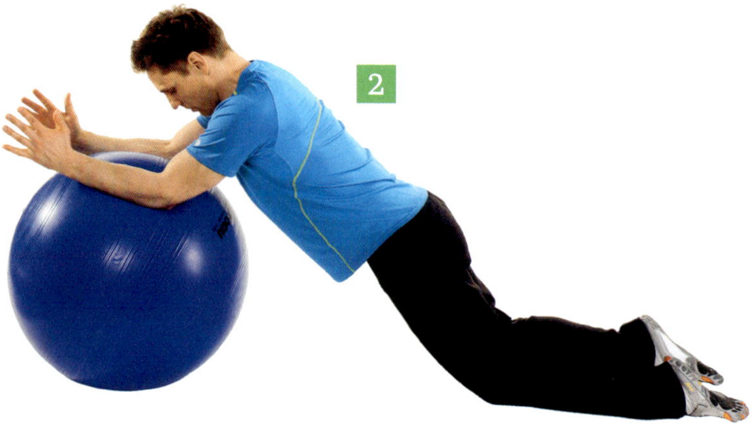

8. Überkopfkniebeuge mit Ball

Beweglichkeit und Koordination im Einklang.

1 Schulterbreit stehen. Die Hände umfassen den Ball, der auf Hüfthöhe gehalten wird. Blick geradeaus.
2 Gehen Sie in die Beuge. Dabei schieben Sie Ihr Gesäß nach hinten, als ob Sie sich auf einen Stuhl setzen wollten. Gleichzeitig heben Sie sich den Ball soweit es geht über sich. Der Oberkörper bleibt aufgerichtet. Senken Sie das Becken soweit ab, bis der Oberschenkel etwa parallel zum Boden steht.

TIPP: *Wem diese Übung zu schwer ist, der kann auch einen Besenstiel anstelle des Balls verwenden.*

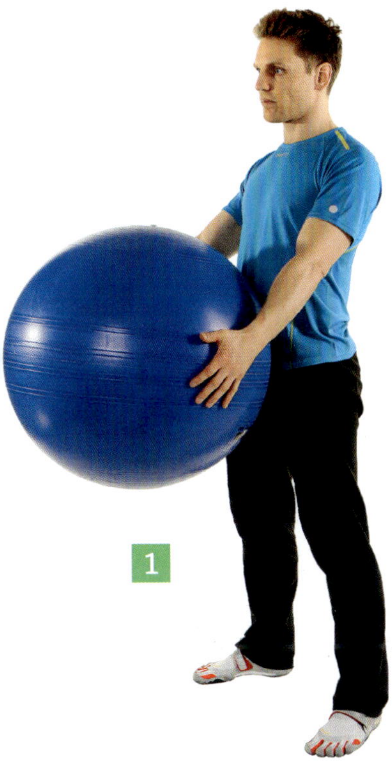
1

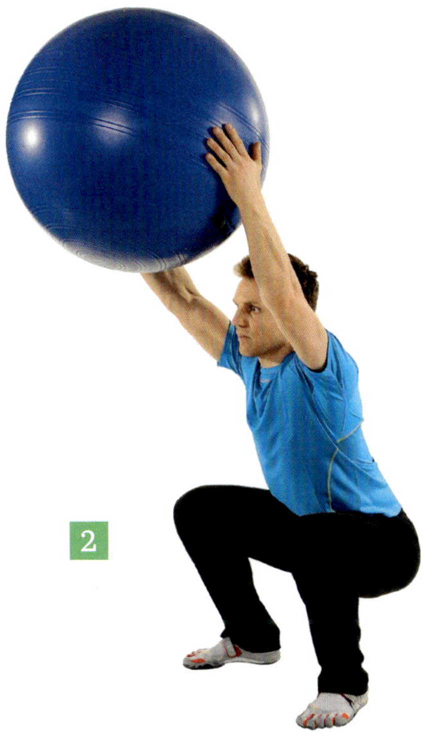
2

9 Kniebeuge

Die Kniebeuge stärkt die Beinmuskulatur und das Herzkreislaufsystem.

1 Stehen Sie etwas mehr als schulterbreit. Das Körpergewicht liegt auf den gesamten Fußsohlen. Die Fußspitzen zeigen in die gleiche Richtung wie die Knie. Die Arme gebeugt vor den Oberkörper.
2 Jetzt die Beine beugen und das Gesäß möglichst weit nach hinten führen. Wenn die Oberschenkel parallel zum Boden sind, wieder hochkommen.

TIPP: *Achten Sie darauf, dass Ihr Knie bei der Beuge nicht über die Zehen wandert. Knie und Zehen sind in einer Flucht.*

1

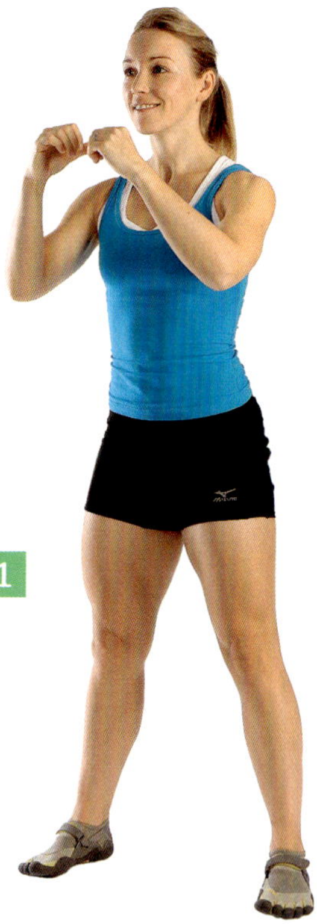

2

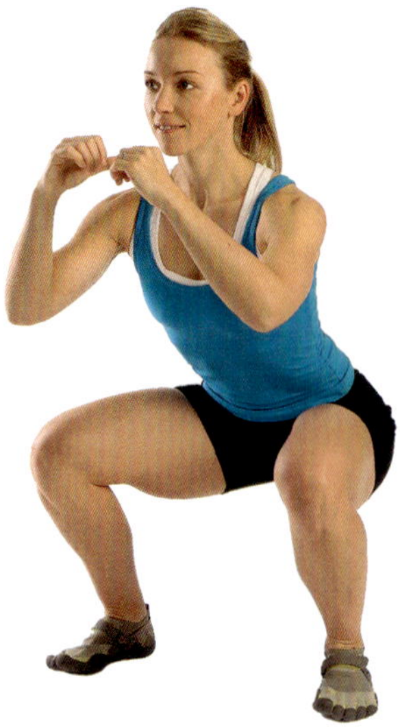

10 Ausfallschritt

Macht Ihre Hüften flexibel und die Oberschenkel stark.

1 Stehen Sie schulterbreit und verschränken Sie die Arme vor der Brust. Machen Sie einen Schritt nach vorn. **2** Beugen Sie das vordere Bein, bis der Oberschenkel parallel zum Boden ist. Das hintere Knie berührt fast den Boden. Gehen Sie zurück in den Aufrechtstand, und führen Sie die Bewegung mit dem anderen Bein aus.

TIPP: *Fixieren Sie einen entfernten Punkt an – das hilft Ihnen beim Gleichwicht halten. Das Knie sollte in der Beugeposition nicht über die Zehen hinausragen.*

1

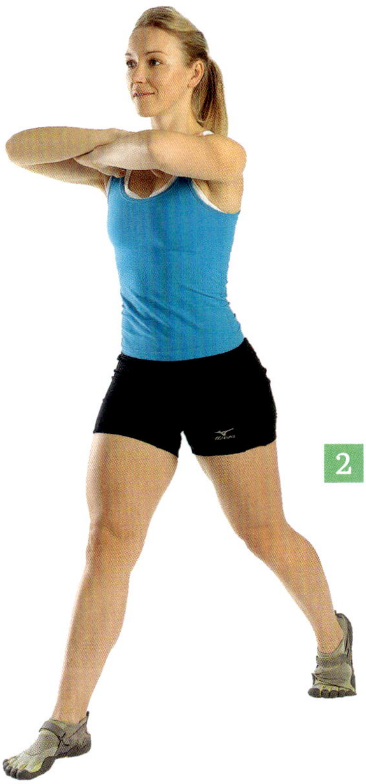

2

3

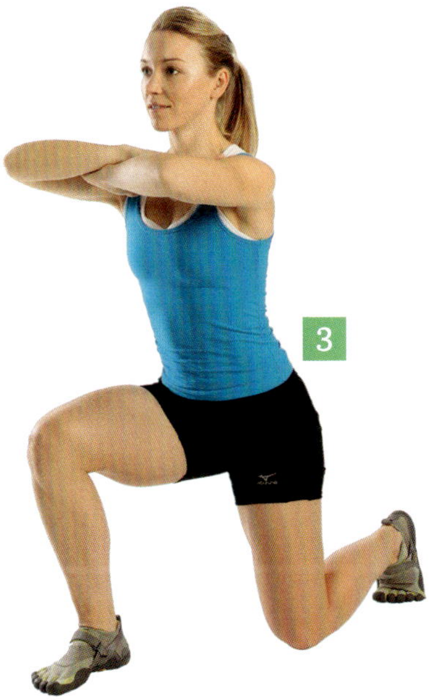

11. Aufsteiger

Gute Übung für seitengleiche Kraft und die Schulung der Balance.

1 Stellen Sie sich mit einer Fußlänge Abstand vor einen Kasten. Steigen Sie mit dem linken Bein auf den Kasten, sodass sich der Fuß komplett auf dem Tritt befindet. Ihr linker Oberschenkel ist parallel zum Boden. **2** Jetzt abdrücken und das linke Bein komplett durchstrecken. Beim Absenken kontrolliert in die Ausgangsposition zurückkehren.

TIPP: *Die Knie sollten in der Beugeposition und beim Aufrichten nicht über die Zehen hinausragen – vor allem nicht, wenn Sie Probleme mit den Knien haben.*

1

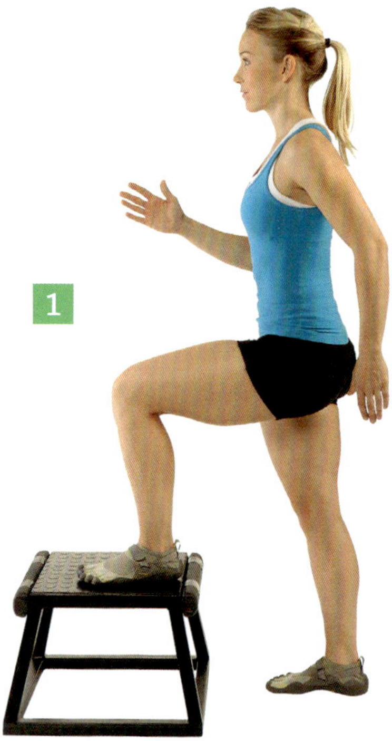

2

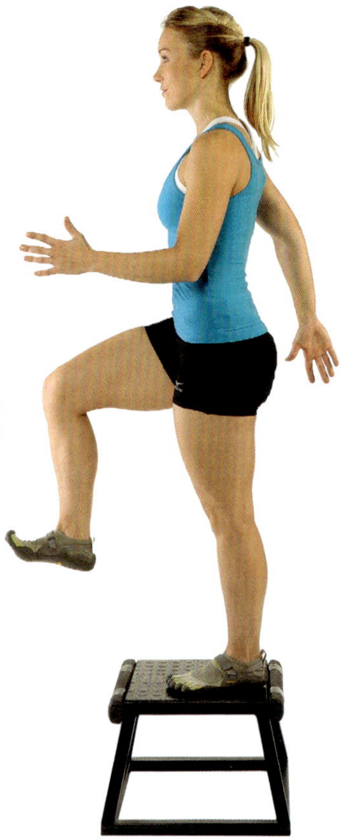

12. Sprung-Kniebeuge

Für Schnelligkeit, Ausdauer und eine gute Kondition.

1 Stehen Sie etwas über schulterbreit. Das Körpergewicht liegt auf den gesamten Fußsohlen. Die Fußspitzen zeigen in die gleiche Richtung wie die Knie. Blick geradeaus, Rücken gerade. Arme vor der Brust.
2 Jetzt schnell Becken absenken, bis die Oberschenkel etwa parallel zum Boden stehen. Danach explosiv hochspringen, Arme nach hinten strecken und mit leicht gebeugten Knien den Sprung abfangen.

TIPP: *Versuchen Sie sich beim Hochspringen in der Luft komplett durchzustrecken.*

1

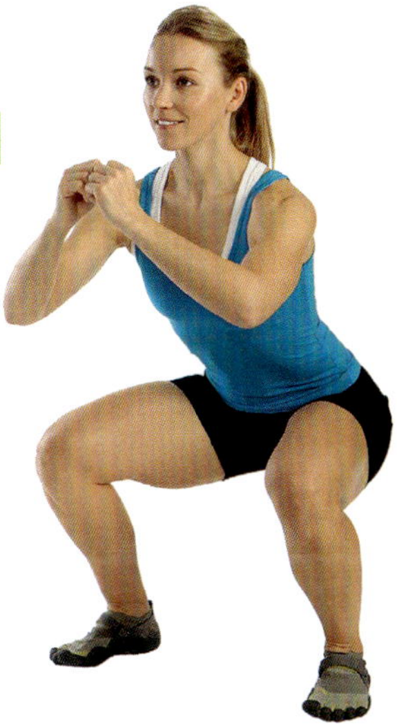

2

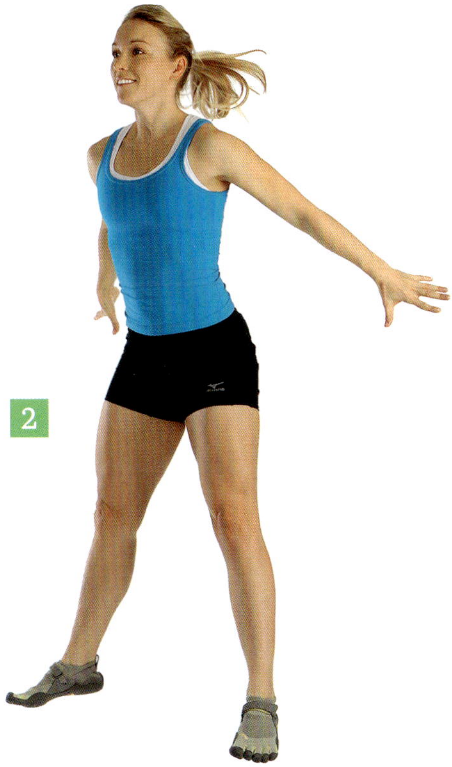

13. Sprung-Ausfallschritt

Hier trifft Balance auf Durchhaltevermögen.

1 Stehen Sie schulterbreit und machen Sie einen Schritt nach vorn. Beugen Sie das vordere Bein, bis der Oberschenkel parallel zum Boden steht. Der Blick geht geradeaus. Hände auf die Hüfte. **2** Drücken Sie sich explosiv mit dem vorderen Bein vom Boden ab, und wechseln Sie in der Luft die Schrittstellung. **3** Landen Sie so, dass Ihr anderes Bein vorn ist. Danach wieder hochspringen und erneut die Schrittstellung wechseln.

TIPP: *Fangen Sie den Sprung mit gebeugten Beinen ab. Dadurch bekommen Sie mehr Stabilität in diese Übung hinein.*

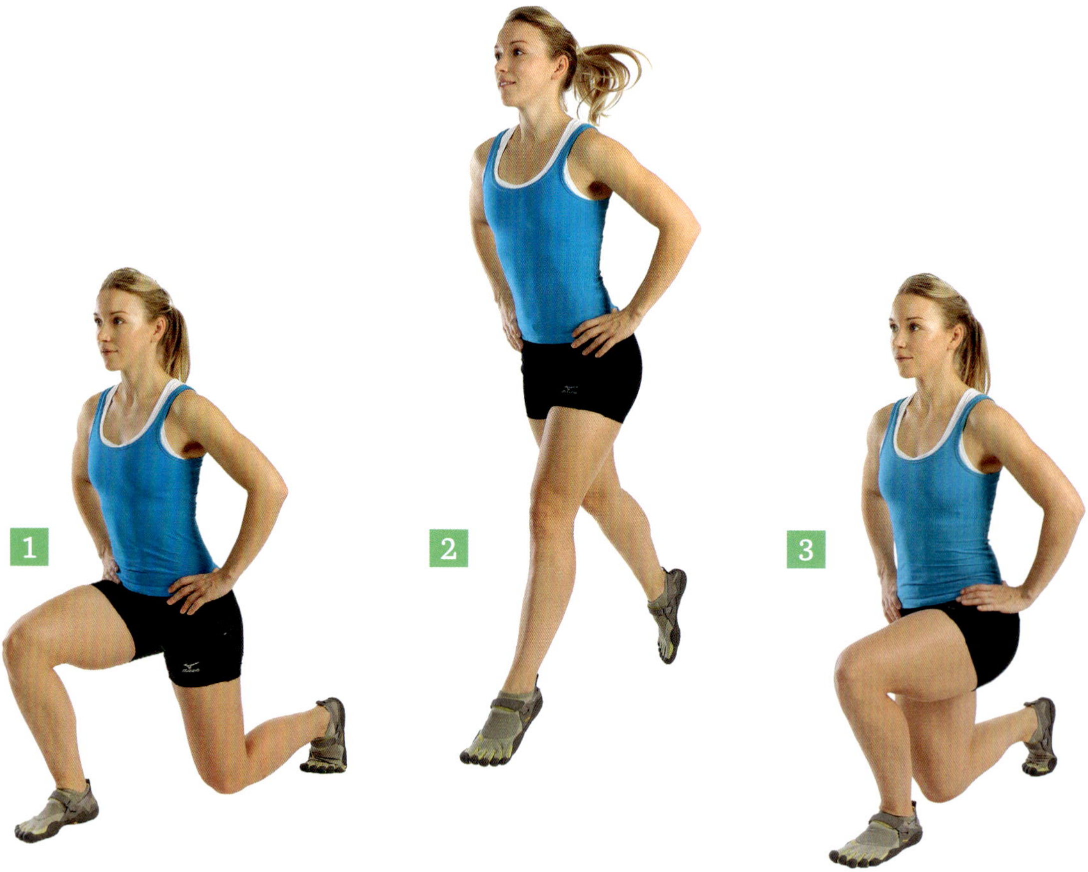

14. Kniebeuge mit Gewicht

Perfekt um Kraft und Mechanik fürs richtige Heben zu lernen.

1 Halten Sie das Gewicht kurz unterhalb der Brust. Die Hände umfassen die Kugelhantel wie ein Lenkrad. Die Oberarme stehen zum Boden, die Füße etwas über schulterbreit auseinander. Die Knie leicht gebeugt und den Rücken gerade halten. **2** Gehen Sie jetzt in die Knie, bis die Oberschenkel parallel zum Boden stehen. Ihr Oberkörper beugt sich nach vorn. Danach wieder in die Startposition zurückkehren.

TIPP: *Beugen Sie sich nicht zu weit nach vorn. Der Füße bleiben am Boden, die Fersen heben nie ab. Die Zehen bleiben in einer Flucht mit den Knien.*

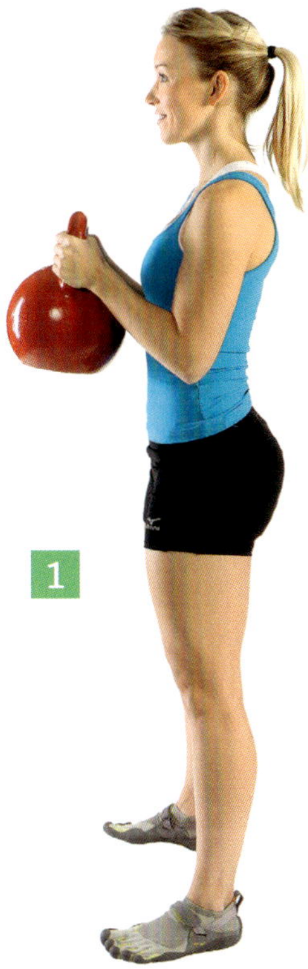

1

2

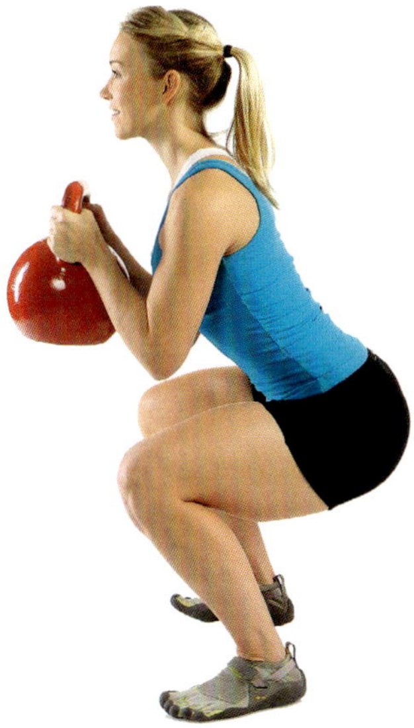

15. Kastensprung

Der Klassiker für überragende Schnelligkeit und Koordination.

1 Stehen Sie etwas mehr als schulterbreit und mit mindestens einer Fußlänge Abstand zum Kasten. Das Körpergewicht liegt auf den gesamten Fußsohlen. Jetzt schnell das Becken absenken, bis Ihr Knie etwa einen rechten Winkel bildet. **2** Explosiv hochspringen. **3** Mit gebeugten Knien landen. Anfänger springen beim Runterkommen nach vorn vom Kasten. Fortgeschrittene nach hinten.

TIPP: *Springen Sie mit beiden Füßen ab – man neigt dazu, mit nur einem zu springen. Suchen Sie sich am Anfang einen niedrigen Kasten. Dadurch ist die Gefahr des Hängenbleibens geringer.*

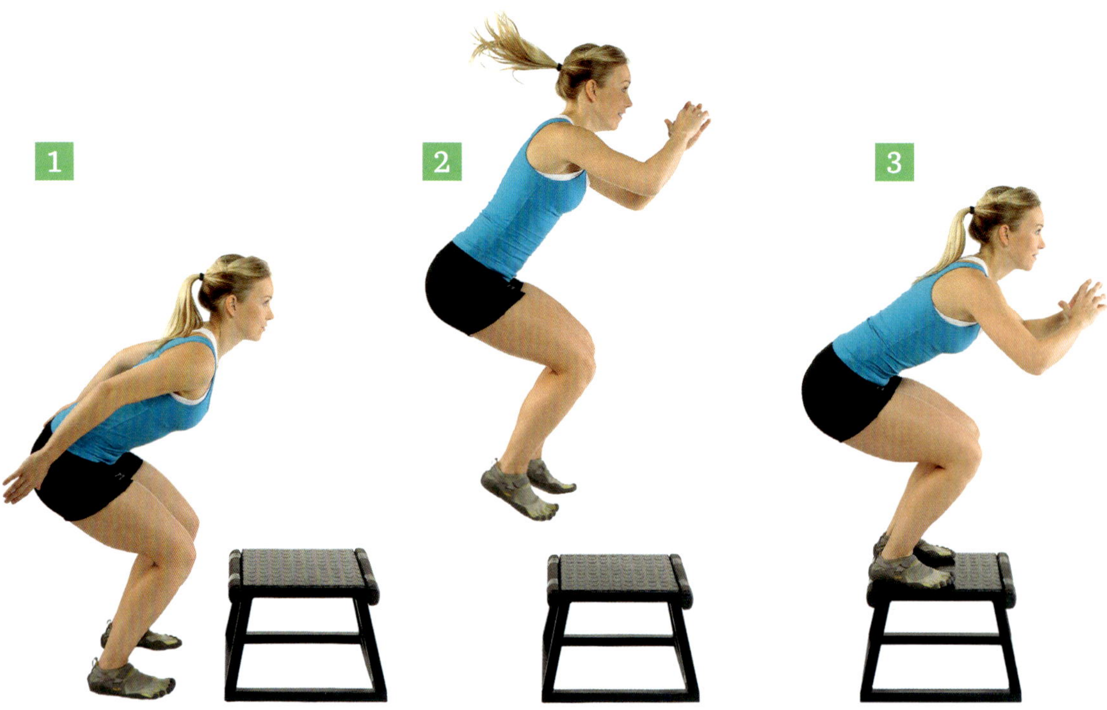

16. W-Ausfallschritt

Verbesserung der Hüftstreckung und Brustwirbelsäule – ideal für Bürohengste.

1 Stehen Sie hüftbreit. Den Rumpf aufrichten. Die Arme formen den Buchstaben W. 2 Ihr linkes Bein macht einen Schritt nach hinten. Sie beugen die Knie bis der rechte Oberschenkel waagerecht und der linke senkrecht stehen. Ihr Rumpf bleibt gerade. Kehren Sie in die Ausgangsposition zurück und nehmen Sie das andere Bein.

TIPP: *Achten Sie darauf, dass Ihre Arme mit dem Oberkörper in einer Flucht bleiben. Das fällt besonders Menschen mit Schreibtischjobs schwer.*

1

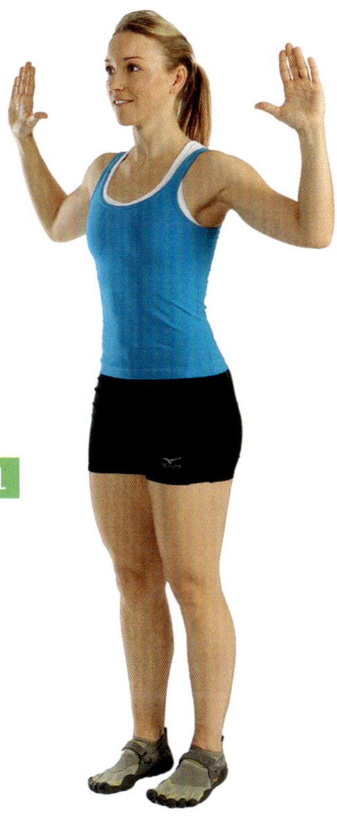

2

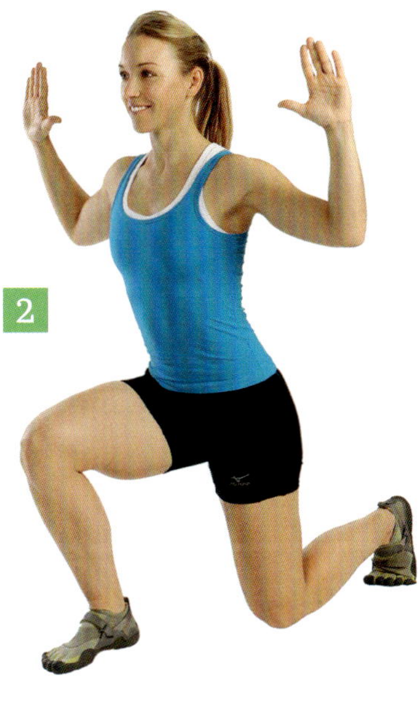

17. Planke

Statisches Muskel-Feuerwerk für den gesamten Rumpf.

1 Nehmen Sie die Liegestützhaltung ein. Anstatt auf Ihren Händen legen Sie das Körpergewicht auf den Unterarmen ab. Ihr Körper bildet von den Schultern bis runter zu den Füßen eine Gerade. Der Kopf bleibt ebenfalls in dieser Linie. Spannen Sie Rumpf und Gesäß an und verharren Sie einen Intervall lang in dieser Position; atmen Sie weiter.

TIPP: *Achten Sie darauf, im Lauf der Übung weder in Richtung Katzenbuckel noch Richtung Hängebauch auszuweichen.*

1

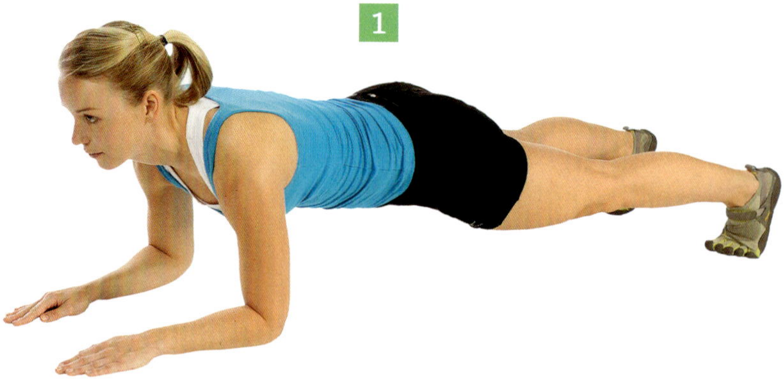

18. Bergsteiger

Hüftbeweglichkeit und Rumpfkraft.

1 Nehmen Sie die Liegestützposition ein. Bauch und Gesäß anspannen. Ihr Blick schaut geradeaus.
2 Heben Sie jetzt das linke Bein seitlich ab, und ziehen Sie es zum linken Ellbogen. Führen Sie das Bein wieder zurück, und wiederholen Sie die Bewegung mit dem anderen Bein.

TIPP: *Diese Übung verbessert auch die Hüftbeweglichkeit. Versuchen Sie das angewinkelte Bein soweit wie möglich vom Boden zu heben.*

1

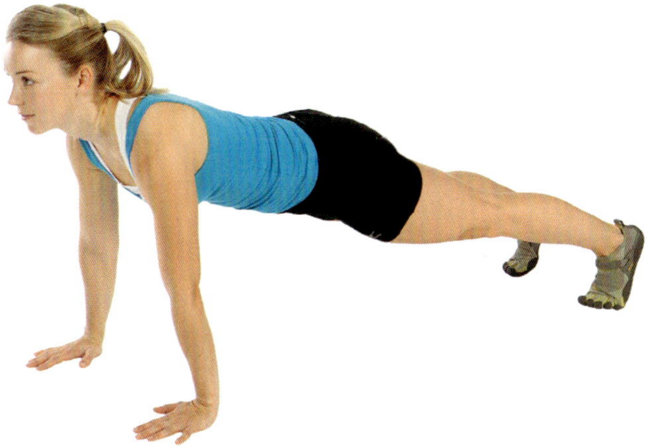

2

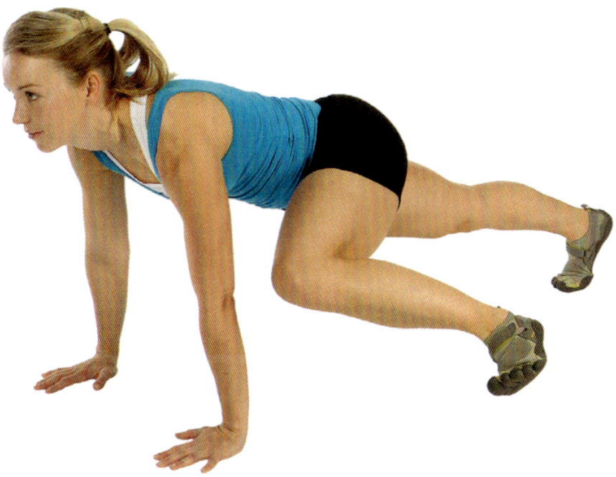

19. Beine heben

Hier bekommen Sie Schwerstarbeit für die unteren Bauchmuskeln.

1 Liegen Sie rücklings auf dem Boden. Die Beine strecken und senkrecht zum Boden anheben. Die Arme etwa 45 Grad vom Körper abgelegt. **2** Senken Sie die Beine langsam ab, bis sie fast den Boden berühren, und kehren Sie danach in die Ausgangsposition zurück.

TIPP: *Der Rücken sollte die ganze Zeit am Boden bleiben – gehen Sie nicht ins Hohlkreuz.*

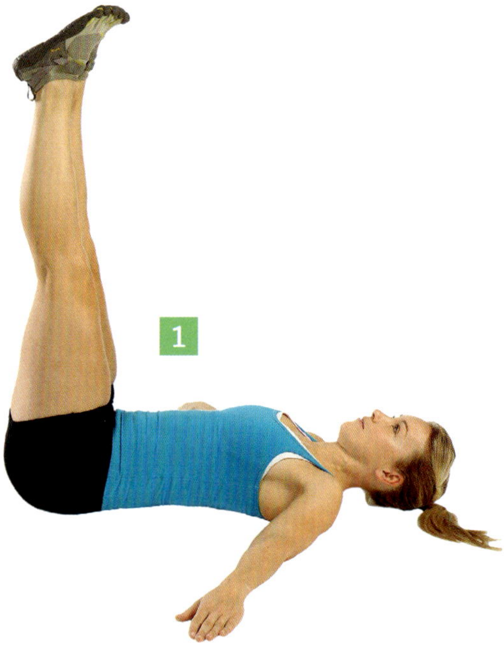

1

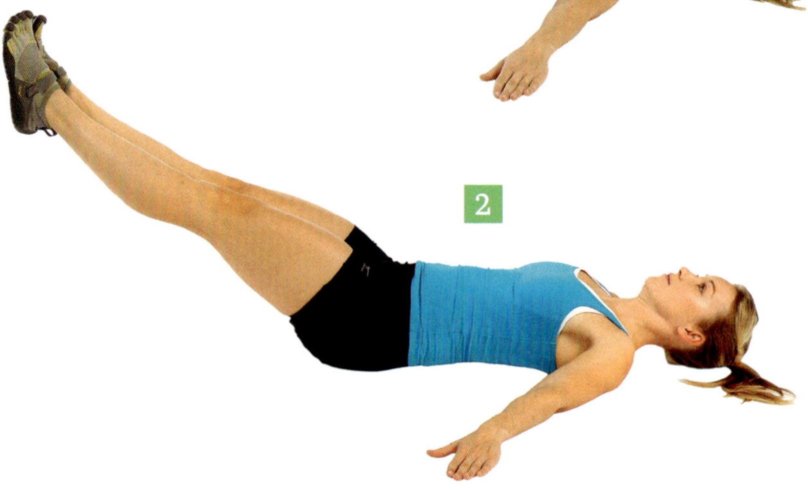

2

20. Windmühle

Härter können Sie die seitlichen Bauchmuskeln kaum belasten.

1 Stehen Sie schulterbreit, die Kugel am linken Arm gestreckt über Kopf halten. Beide Füße nach rechts drehen und parallel aufstellen. Das Gewicht lastet hauptsächlich auf dem linken Bein, das rechte ist leicht gebeugt. Rumpfmuskulatur und Beckenboden anspannen. **2** Ihr Rumpf folgt der rechten Hand Richtung rechtem Fuß. Der Po schiebt in die Richtung, in die die Fersen weisen. Mit der Ausatmung kehren Sie in die Ausgangsstellung zurück.

TIPP: *Besonders Einsteiger sollten den Blick auf die Kugel richten.*

1

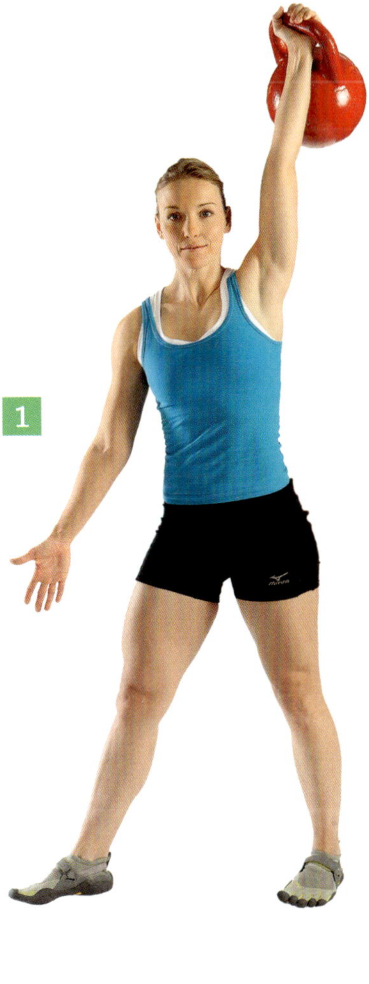

2

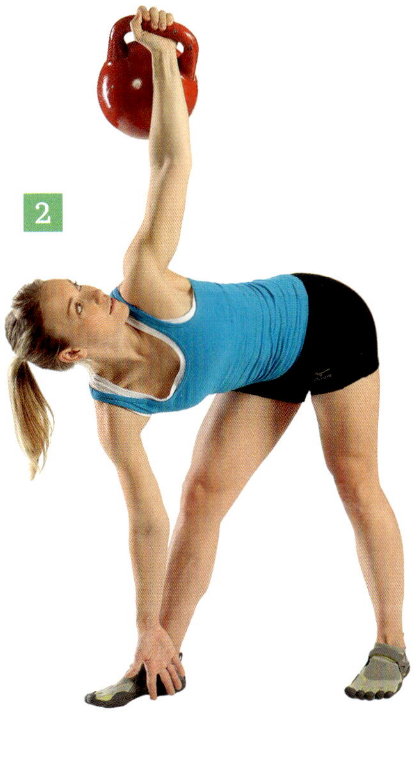

21. Twist

Perfekt für Kraft und Koordination der seitlichen Bauchmuskeln.

1 Sitzen Sie auf dem Boden. Die Füße angehoben, sodass Ober- und Unterschenkel einen 45-Grad-Winkel ergeben. **2** Falten Sie Ihre Hände und bewegen Sie sie zur linken Seite. Ihr Oberkörper dreht sich in die gleiche Richtung. Tippen Sie mit der gefalteten Hand leicht auf den Boden und wechseln Sie die Seite. **3** Drehen Sie nach rechts.

TIPP: *Halten Sie die Beine zusammen und achten Sie darauf, dass Sie die Füße auf einer Höhe halten.*

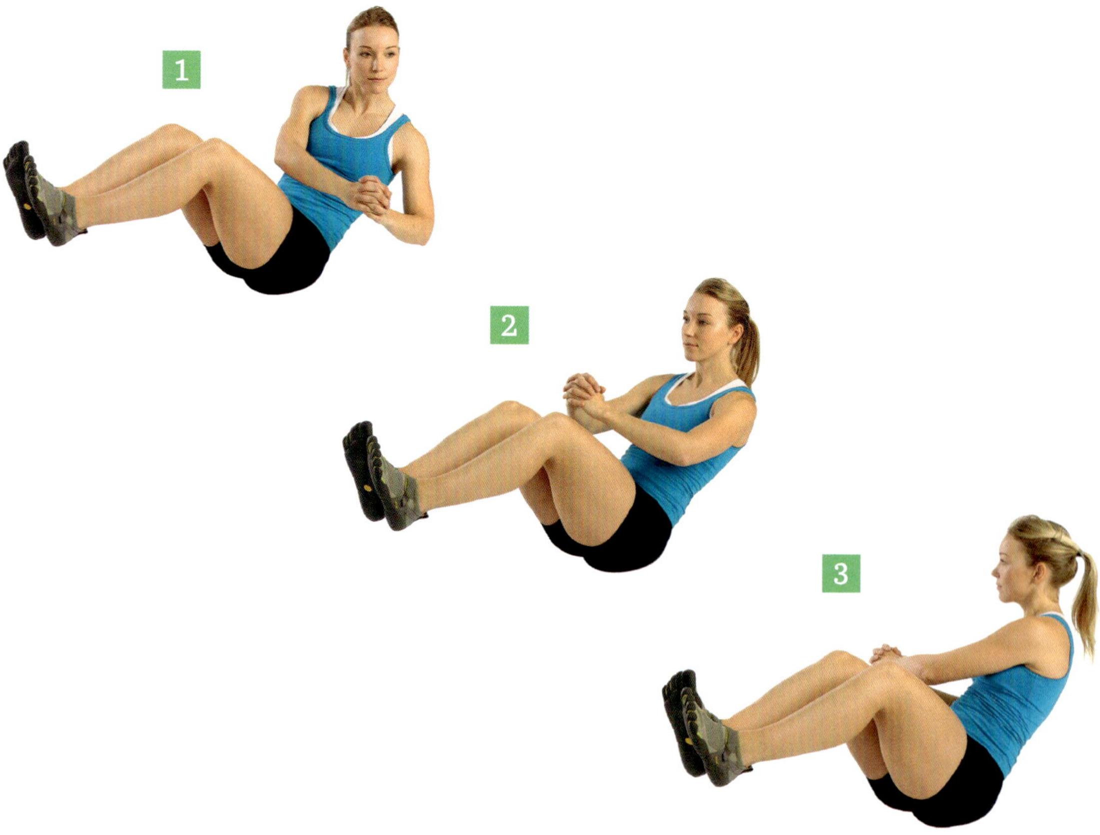

22. Liegestütz

Der Klassiker für Arm- und Brustmuskulatur. Stärkt auch die Bauchmuskeln.

1 Stellen Sie sich auf die Zehen. Die Füße schulterbreit. Die Hände etwas über schulterbreit aufstellen und in einer Linie mit der Schulter positionieren. Beine, Gesäß, Rücken und Kopf bilden eine Gerade.
2 Senken Sie den Oberkörper kontrolliert ab. Achten Sie darauf, dass Sie nicht ins Hohlkreuz fallen oder einen Buckel machen. Spannen Sie permanent Gesäß und Bauch an.

TIPP: *Als Variation können die Hände mehr als schulterbreit gestellt werden. Zweite Möglichkeit: Die Hände so eng stellen, dass sich die Daumen berühren.*

1

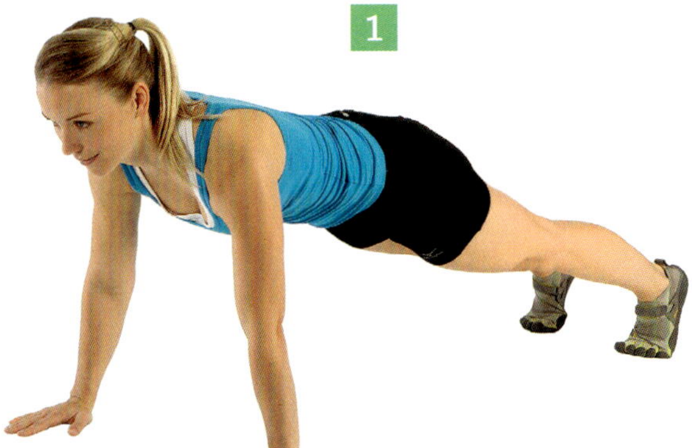

2

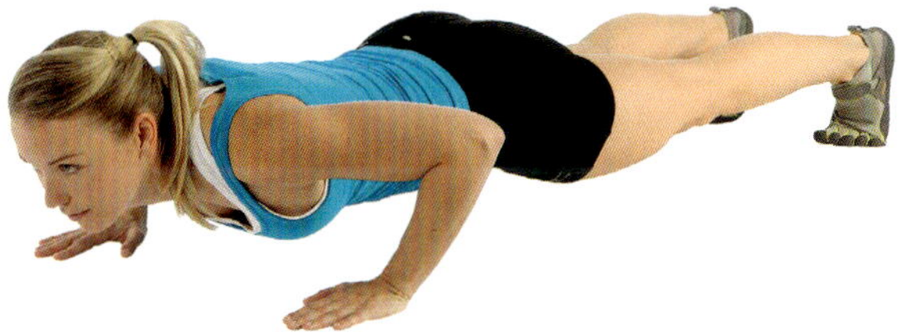

23. Taucher

Der Liegestütz für Fortgeschrittene.

1 Setzen Sie Hände und Füße schulterbreit auf den Boden. Beides voll gestreckt. Heben Sie das Gesäß an. Der Winkel zwischen Bauch und Oberschenkel sollte 90 Grad betragen. **2** Senken Sie den Oberkörper nach vorn, bis die Ellbogen etwas unter 90 Grad gebeugt sind. **3** Schieben Sie den Oberkörper unter eine gedachte Linie, die die Ellbogen verbindet, hindurch. **4** Strecken Sie die Arme durch, bis der Oberkörper aufgerichtet ist. Danach die Bewegung in entgegengesetzter Richtung ausführen um in die Ausgangsposition zu gelangen.

TIPP: Wem der umgekehrte Weg in die Ausgangsposition zu schwer ist, der kann das Becken anheben bis Rumpf und Oberschenkel einen rechten Winkel bilden. Die Arme bleiben dabei gestreckt.

1

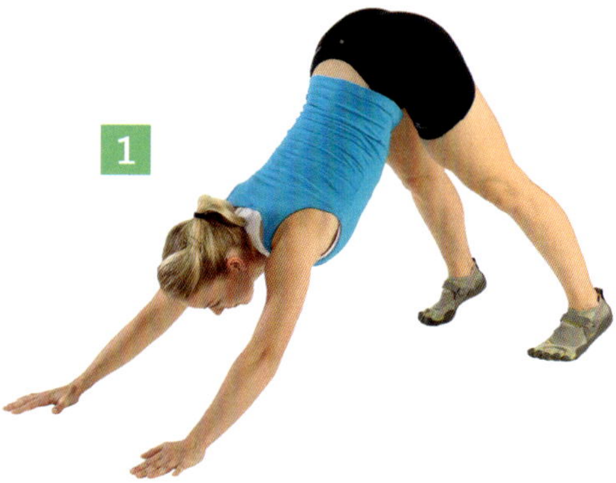

2

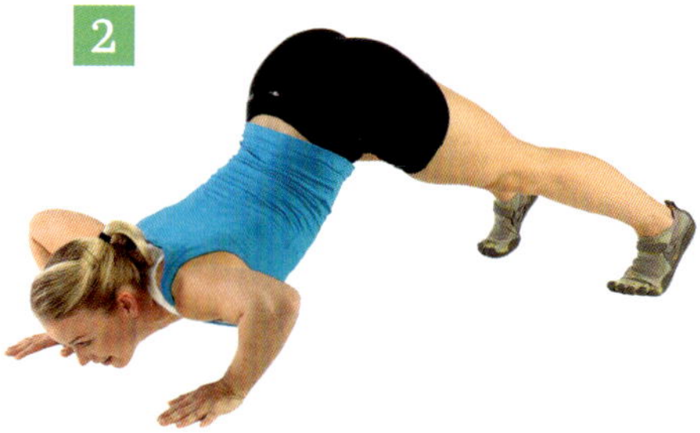

3

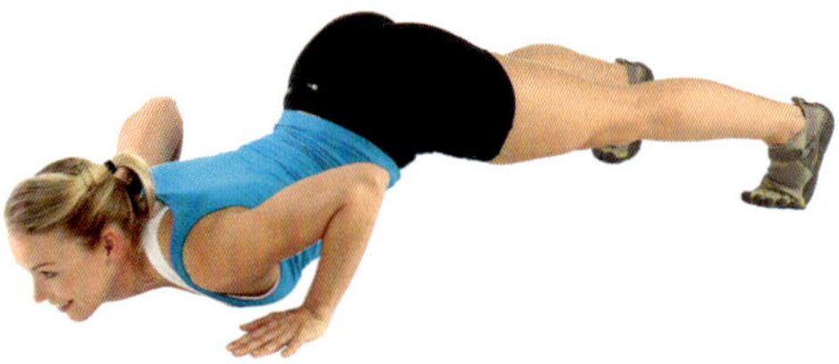

4

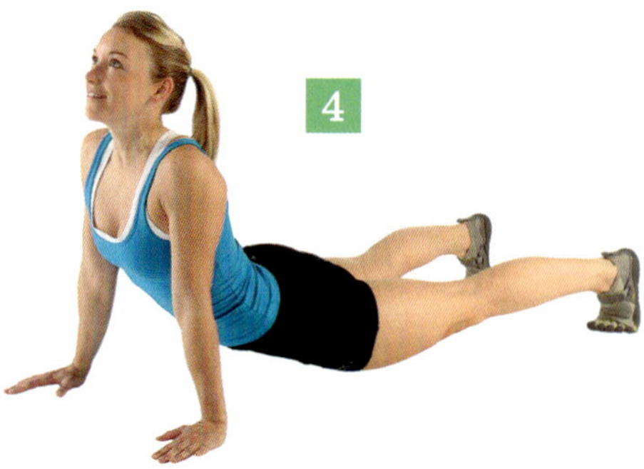

24. Überzug Kettlebell

Tolle Übung, die neben der Brustmuskulatur auch die Bauchmuskeln stärkt.

1 Sie liegen auf dem Rücken, die Beine dabei angestellt. Sie halten die Kugel an den Hörnern des Griffs – an gestreckten Armen und im rechten Winkel zur Körperlängsachse. **2** Nun senken Sie die Arme neben Ihren Kopf bis die Kugel den Boden berührt, und atmen dabei ein. Bringen Sie die Arme danach zurück in die Ausgangsstellung, und atmen Sie dabei aus.

TIPP: *Drücken Sie die Lendenwirbelsäule mittels Ihrer Bauchmuskeln auf die Unterlage. Bei der gesamten Bewegung darf kein Hohlkreuz entstehen.*

1

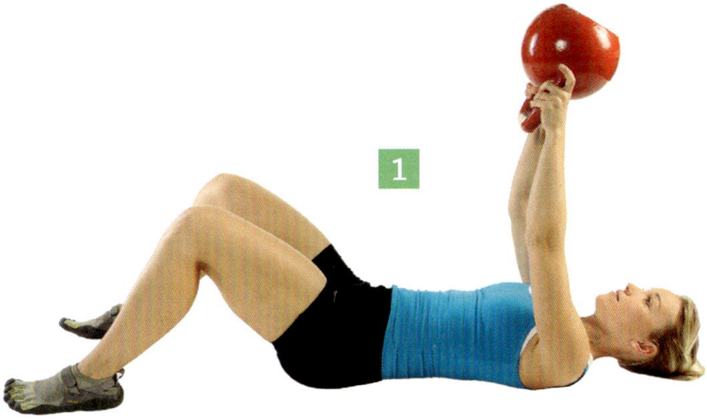

2

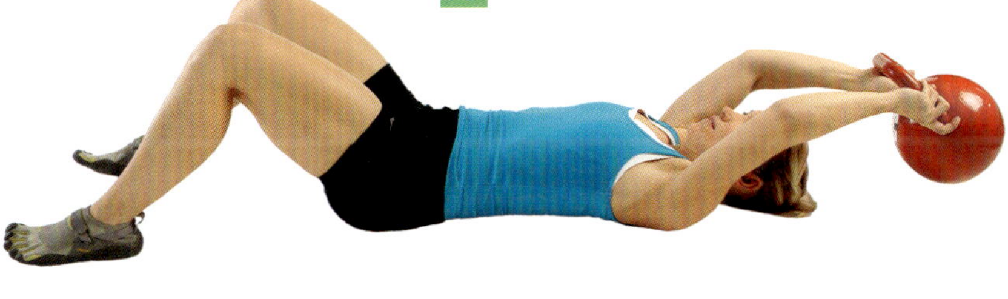

25. Schulterpresse

Die Übung für kräftige und gesunde Schultern, die auch den Rumpf stabilisiert.

1 Füße schulterbreit. Das Gewicht ruht in der Ellenbeuge. Die Hand steht auf Höhe der Schulter.
2 Drücken Sie das Gewicht nahe am Ohr nach oben bis der Arm durchgestreckt ist. Führen Sie das Gewicht jetzt wieder zurück. Spannen Sie bei der Übung Ihren Bauch an.

TIPP: *Im Laufe der Bewegung dreht sich die Handfläche nach vorn; der Ellbogen folgt dieser Bewegung und beschreibt einen Bogen nach außen.*

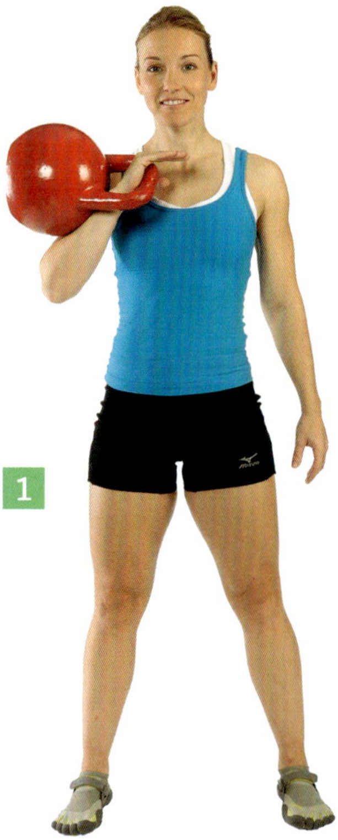

1

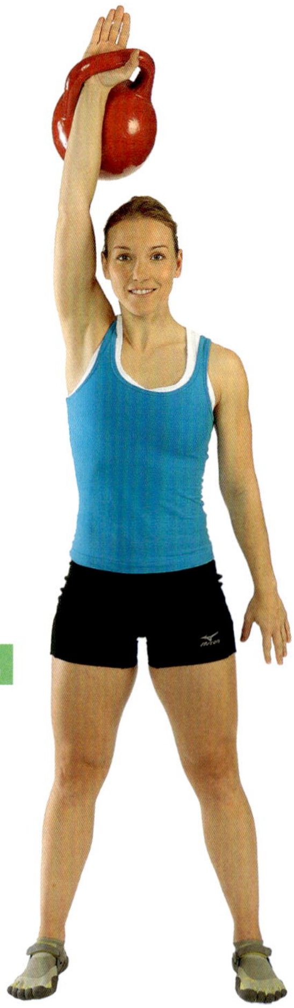

2

26. Hampelmann

Heiterer Name, ernste Vorteile. Stärkt Kreislauf und hält Hüfte und Schulter flexibel.

1 Stellen Sie sich schulterbreit auf. Die Arme liegen an den Oberschenkeln an. 2 Springen Sie hoch. Dabei die Arme in einer Kreisbewegung über den Kopf bringen. Die Beine im Sprung auf doppelte Schulterbreite spreizen. 3 Bei der Landung klatschen die Hände über dem Kopf aneinander. Die Füße stehen auf doppelter Schulterbreite. Springen Sie wieder zurück in die Ausgangslage.

TIPP: *Diese Übung ist so anstrengend, wie Sie sie machen. Mit Ihrer Form sollte auch das Tempo steigen; so kommen auch Fortgeschrittene auf ihre Kosten.*

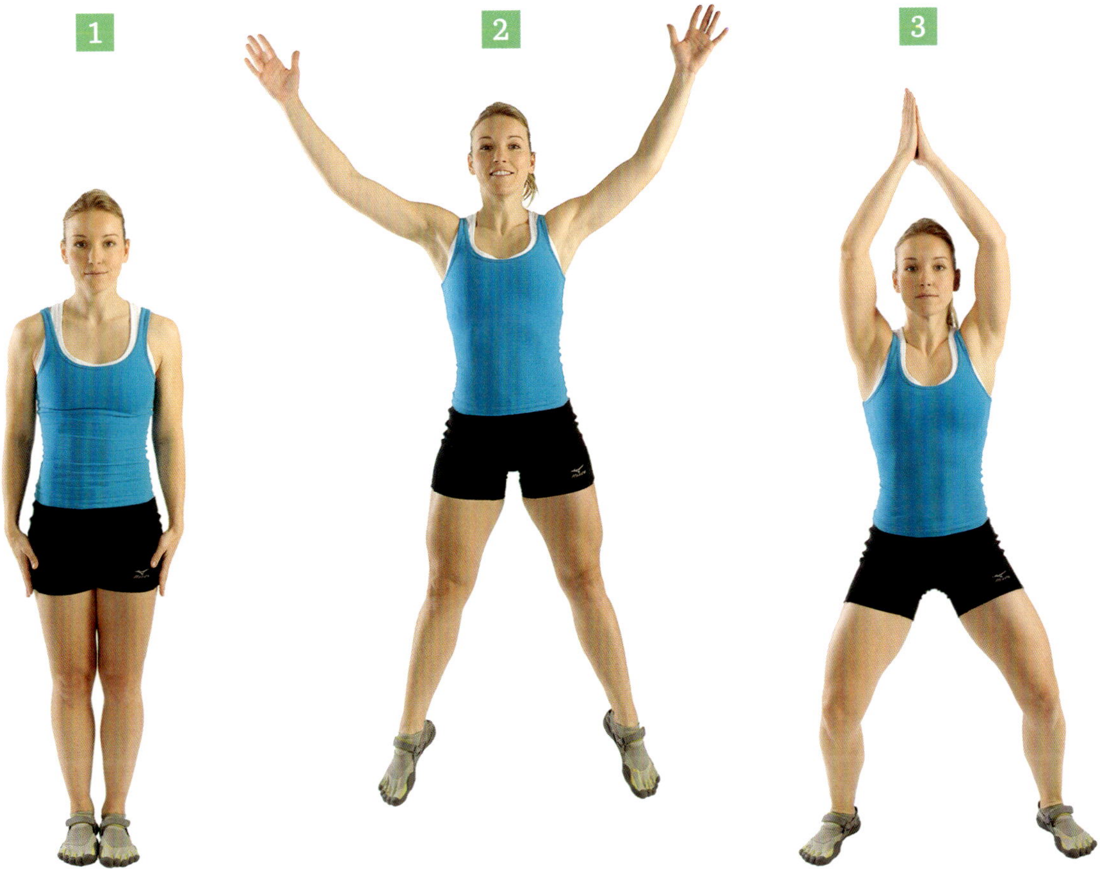

27. Sprung-Burpees

Schnelligkeit, Kraft und Ausdauer in einem sportlichen Paket.

1 Stehen Sie aufrecht. Blick geradeaus. Füße schulterbreit. **2** Springen Sie auf den Boden. Dabei Füße nach hinten wegstrecken. **3** Sie sind im Liegestütz, wobei die Brust komplett auf dem Boden liegt. **4** Drücken Sie sich mit den Armen hoch, wobei Sie gleichzeitig die Beine mit einem Sprung heranziehen. **5** Aus der Hockposition einen Strecksprung machen.

TIPP: *Sportler in sitzenden Tätigkeiten sollten den Blick beim Sprung nach vorn richten, um eine Überstreckung der Lendenwirbel zu vermeiden.*

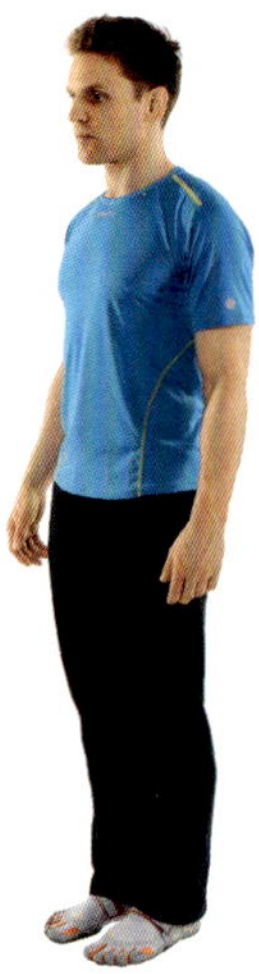

1

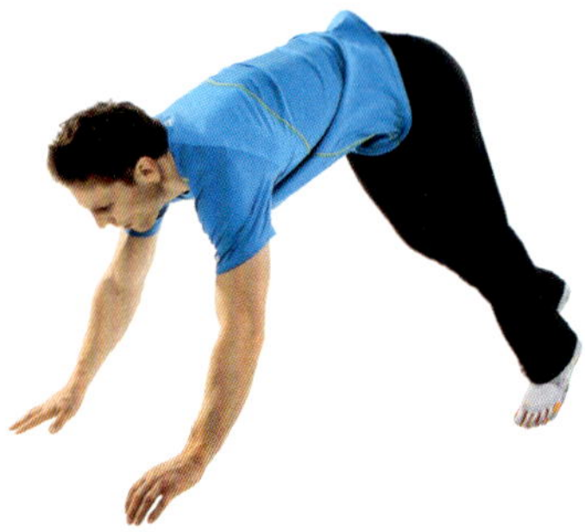

2

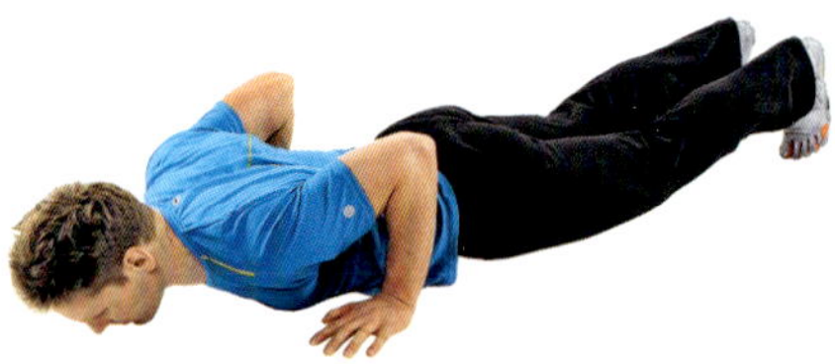

3

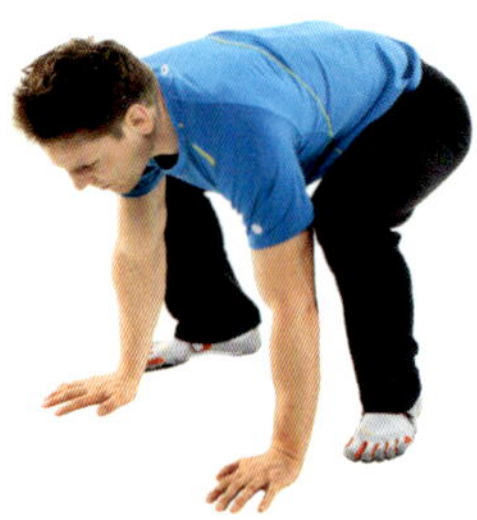

3

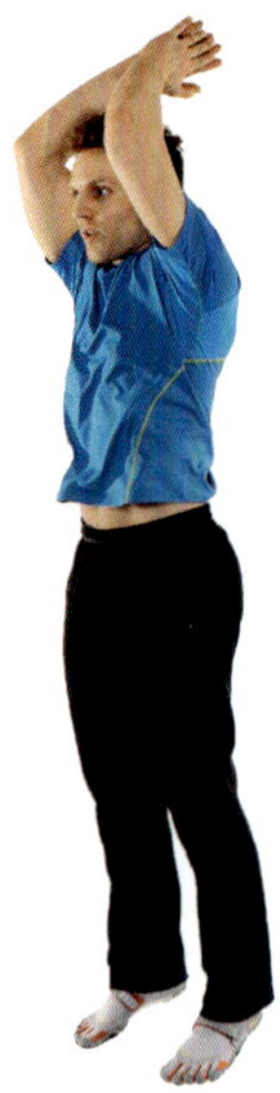

3

28. Bear Walk

Auf allen Vieren Schultern, Beine und Kreislauf optimieren.

1 Sie stehen Aufrecht. Beugen Sie sich mit geradem Rücken nach vorn, bis Ihre Hände den Boden berühren. Nehmen Sie eine Sprintstart-Haltung ein.
2 Krabbeln Sie los.

TIPP: *Suchen Sie sich einen Untergrund, der einen schmerzlosen Handlauf ermöglicht: Wiese, Turnhalle, Tartanbahn. Zur Not helfen Handschuhe.*

1

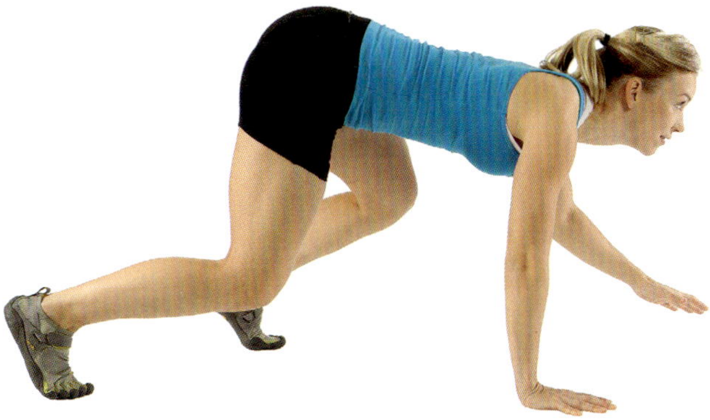

2

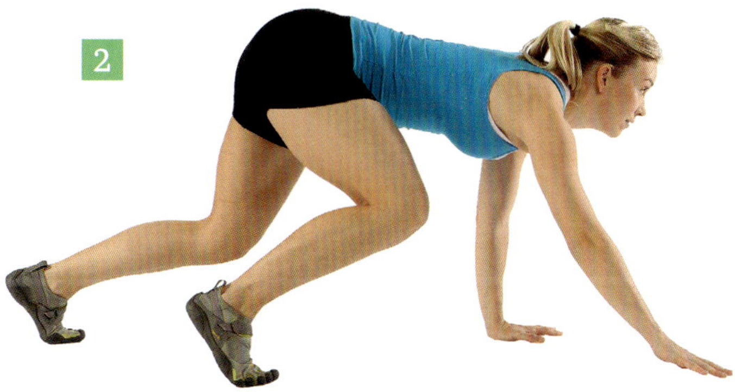

29. Swing

Ein Segen für Viel-Sitzer.

1 Nehmen Sie die Kettlebell wie beim Kreuzheben auf. Sie stehen schulterbreit. Der Rücken gerade, die Schulterblätter zur Wirbelsäule gezogen. Klappen Sie in der Hüfte ein, und beugen Sie die Knie, dabei schwingen Sie die Kugel zwischen den Beinen hinter den Po. **2** Richten Sie sich zügig auf, indem Sie Hüfte und Knie strecken. Das Gewicht bleibt auf den Fersen. Die Kugel schwingt bis Schulterhöhe. Wenn sie sinkt, klappen Sie Hüfte und Knie ein.

TIPP: *Die Kugel wird durch den Schwung der Hüfte beschleunigt. Ihre Arme verbinden nur Rumpf mit Kugel. Nicht ins Hohlkreuz fallen.*

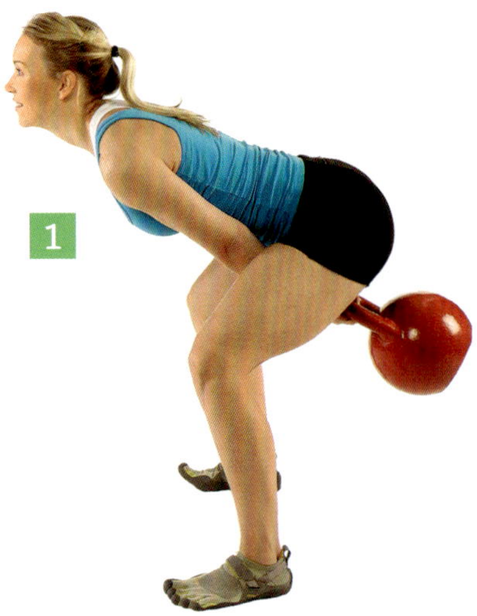

1

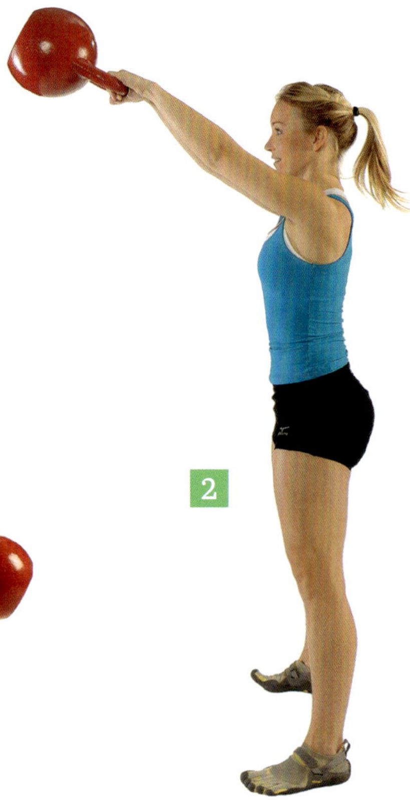

2

30. Einarm-Swing

Verbessert die Kraftausdauer und Haltung.

1 Nehmen Sie die Kugel mit einer Hand wie beim Kreuzheben auf. Klappen Sie mit Hüfte und Knie ein, und schwingen Sie die Kugel hinter den Po. Das Schulterblatt bleibt zur Wirbelsäule gezogen. Verdrehen Sie die Wirbelsäule so viel wie nötig, aber so wenig wie möglich, um die Kugel zwischen die Beine zu schwingen. **2** Kugel bis auf Schulterhöhe schwingen. Fangen Sie das Gewicht der Kugel mit Hüfte und Knie ab.

TIPP: *Machen Sie den zweiten Schritt nicht vor dem ersten! Voraussetzung für den Einarm-Swing ist das sichere Beherrschen des beidhändigen Swings.*

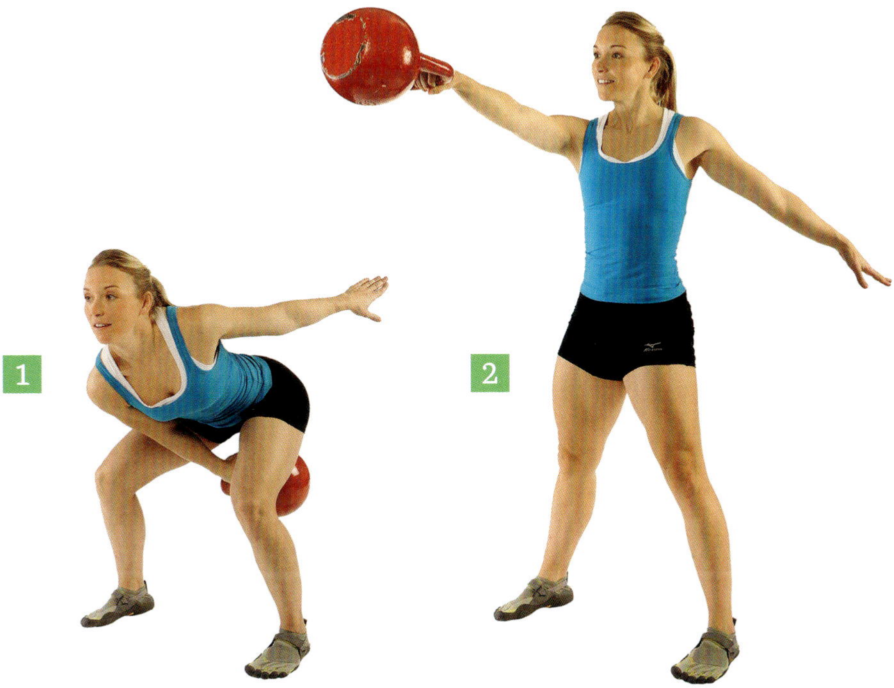

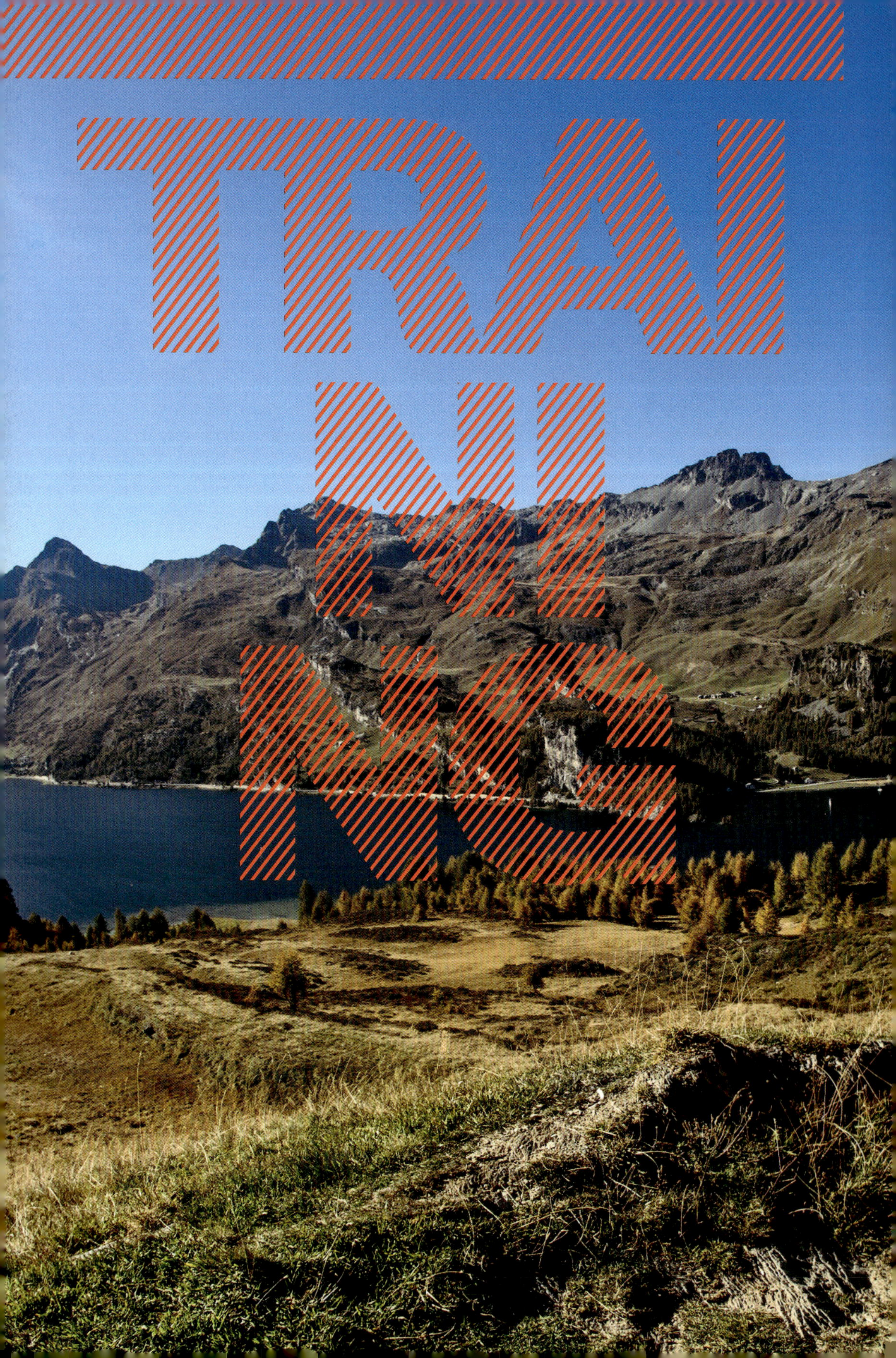
TRAI
NI
NG

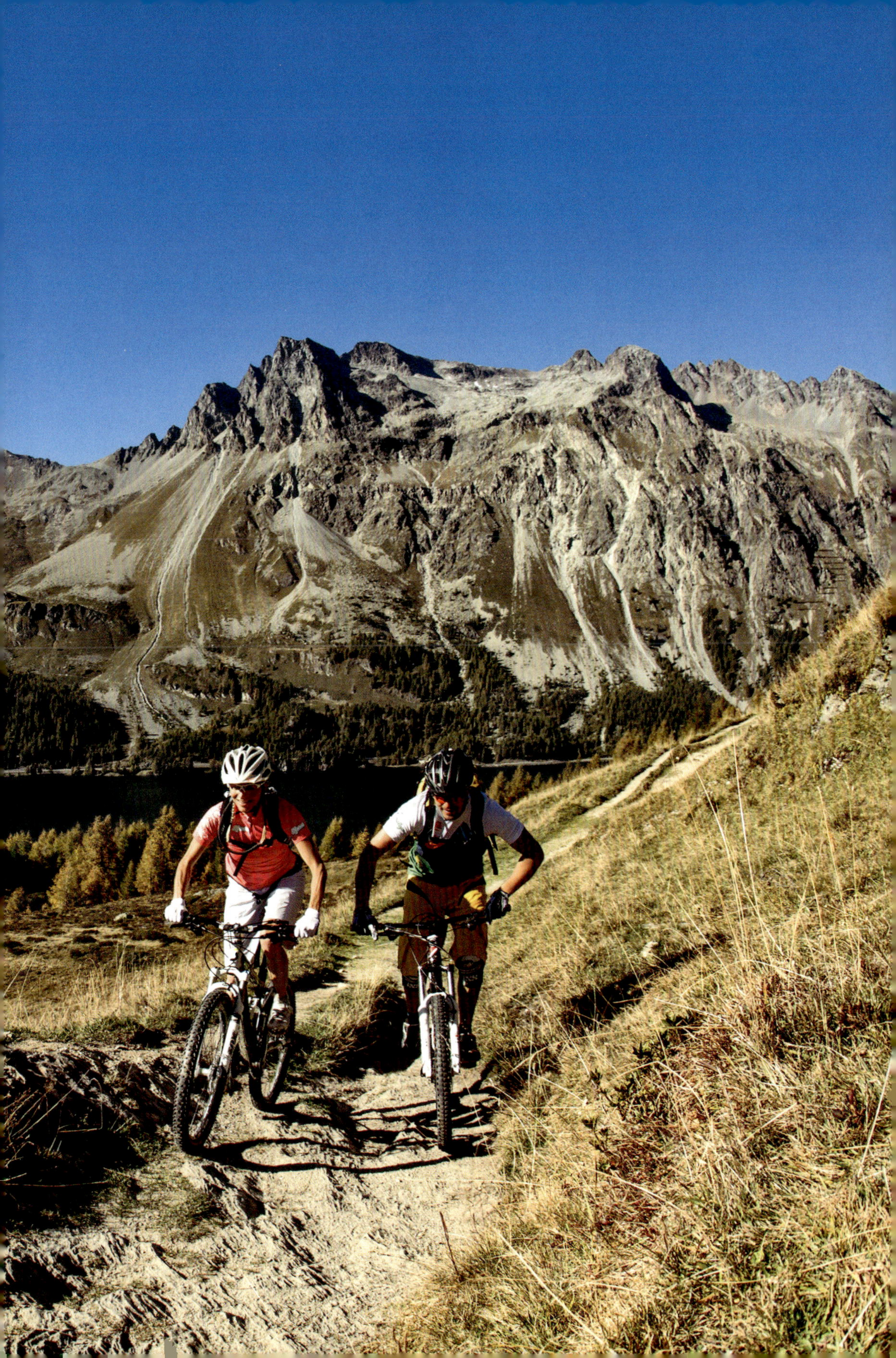

WOCHE 1	AUSDAUER	KRAFT	ERNÄHRUNG
Montag	frei	12 Min 30/30 mit *Frosch (Übung 1), Ausfallschritt (10), Planke (17), Twist (21)*	Low Carb
Dienstag	1 h GA, 2 x 2 Min EB	frei	Low Carb
Mittwoch	1 h GA, 10 Sekunden Antritt alle 10min	frei	Low Carb
Donnerstag	frei	12 Min 30/30 mit *Frosch (1), Ausfallschritt (10), Planke (17), Twist (21)*	High Carb
Freitag	frei	frei	Low Carb
Samstag	1 h GA, 2x5 Min SweetSpot	frei	High Carb
Sonntag	1 h GA, 3 x 2 Min Sweet-Spot mit Tretfrequenz 70–80	12 Min 30/30 mit *Frosch (1), Ausfallschritt (10), Planke (17), Twist (21)*	High Carb

WOCHE 2	AUSDAUER	KRAFT	ERNÄHRUNG
Montag	frei	frei	Low Carb
Dienstag	1 h GA	12 Min 30/30 mit *Frosch (1), Ausfallschritt (10), Planke (17), Liegestütz (22)*	Low Carb
Mittwoch	1,5 h GA	frei	Low Carb
Donnerstag	frei	frei	High Carb
Freitag	frei	12 Min 30/30 mit *Frosch (1), Ausfallschritt (10), Planke (17), Taucher (23)*	Low Carb
Samstag	1,5 h GA	frei	High Carb
Sonntag	1,5 h GA	frei	High Carb

WOCHE 3	AUSDAUER	KRAFT	ERNÄHRUNG
Montag	frei	frei	Low Carb
Dienstag	0,5 h GA nüchtern Rolle oder Lauf	frei	Low Carb
Mittwoch	frei	16 Min 30/30 mit *Frosch (Übung 1), Ausfallschritt (10), Planke (17), Sprung-Burpees (27)*	Low Carb
Donnerstag	frei	16 Min 30/30 mit *Hampelmann (26), Kniebeuge (9), Planke (17), Twist (21)*	High Carb
Freitag	1 h GA, 4 x 1 Min VO2max	frei	High Carb
Samstag	1 h GA, 4 x 2 Min EB	frei	High Carb
Sonntag	1 h GA, 6 Sekunden Antritt alle 10 Minuten	frei	Low Carb

WOCHE 4	AUSDAUER	KRAFT	ERNÄHRUNG
Montag	frei	frei	Low Carb
Dienstag	0,5 h GA nüchtern mit 2 x 5 Min EB	16 Min 30/30 mit *Sprung-Burpees (27), Kniebeuge (9), Bear Walk (28), Twist (21)*	Low Carb
Mittwoch	1 h GA, 4 x 5 Min EB	frei	High Carb
Donnerstag	frei	frei	Low Carb
Freitag	frei	20 Min 40/20 mit *Hampelmann (26), Kniebeuge (9), Planke (17), Twist (21)*	Low Carb
Samstag	0,5 h GA nüchtern mit 2 x 5 Min EB	frei	High Carb
Sonntag	3 h GA, 2 x 5 Min Sweet-Spot mit TF 60, Pause 5 Min mit TF 110	frei	High Carb

WOCHE 5	AUSDAUER	KRAFT	ERNÄHRUNG
Montag	frei	frei	Low Carb
Dienstag	1 h GA nüchtern mit 4 x 5 Min EB	16 Min 30/30 mit *Frosch (1), Kniebeuge (Übung 9), Bear Walk (28), Twist (21)*	High Carb
Mittwoch	1 h GA, 10 Mmin EB, 10 Min SweetSpot	frei	High Carb
Donnerstag	frei	frei	Low Carb
Freitag	frei	20 Min 40/20 mit *Chrunch auf Ball (4), Kniebeuge (9), Brücke auf Ball (6), Twist (21)*	Low Carb
Samstag	1,5 h GA, 15 Min EB	frei	High Carb
Sonntag	1,5 h GA, 2 x 10 Min SweetSpot	frei	High Carb

WOCHE 6	AUSDAUER	KRAFT	ERNÄHRUNG
Montag	frei	frei	Low Carb
Dienstag	0,5 h GA nüchtern	frei	Low Carb
Mittwoch	frei	20 Min 40/20 mit *Chrunch auf Ball (4), Kniebeuge (10), Brücke auf Ball (6), Twist (21)*	High Carb
Donnerstag	frei	20 Min 30/30 mit *Chrunch auf Ball (4), Frosch (1), Brücke auf Ball (6), Delfin (5)*	Low Carb
Freitag	1 h GA, 1 x 5 Min 30/30 VO2max	frei	Low Carb
Samstag	1 h GA, 4 x 2 Min EB	frei	High Carb
Sonntag	1 h GA nüchtern	frei	High Carb

WOCHE 7	AUSDAUER	KRAFT	ERNÄHRUNG
Montag	frei	frei	Low Carb
Dienstag	1 h GA, 4 x 2 Min VO2max, Pause 3 Minuten	frei	Low Carb
Mittwoch	frei	20 Min 40/20 mit *Chrunch auf Ball (Übung 4), Ausfallschritt (10), Brücke auf Ball (6), Twist (21)*	Low Carb
Donnerstag	1 h GA, 2 x 6 Min 30/30 VO2max	frei	High Carb
Freitag	frei	frei	Low Carb
Samstag	1 h GA, 3 x 6 30/30 VO2max	frei	High Carb
Sonntag	2 h GA nüchtern. Wenn Puls bei gleicher Leistung steigt 30 g KH	frei	Low carb

WOCHE 8	AUSDAUER	KRAFT	ERNÄHRUNG
Montag	frei	frei	High Carb
Dienstag	frei	20 Min 40/20 mit *Chrunch auf Ball (4), Überkopfniebeuge mit Ball (8), Brücke auf Ball (6), Twist (21)*	Low Carb
Mittwoch	1 h GA, 3 x 3 Min VO2 max, Pause 5 Minuten	frei	Low Carb
Donnerstag	1 h GA, 2 x 6 Min 30/30 VO2max	frei	High Carb
Freitag	frei	20 Min 40/20 mit *Name schreiben (7), Kniebeuge (9), Brücke auf Ball (6), Frosch (1)*	Low Carb
Samstag	1,5 h GA, 4 x 6 30/30 VO2max	frei	High Carb
Sonntag	2 h GA, 4 x 6 30/30 VO2max	frei	High Carb

WOCHE 9	AUSDAUER	KRAFT	ERNÄHRUNG
Montag	frei	frei	Low Carb
Dienstag	1 h GA	frei	Low Carb
Mittwoch	frei	20 Min 40/20 mit *Chrunch auf Ball (Übung 4), Ausfallschritt (10), Brücke auf Ball (6), Twist (21)*	High Carb
Donnerstag	1 h GA	20 Min 30/30 mit *Chrunch auf Ball (4), Frosch (1), Brücke auf Ball (6), Delfin (5)*	High Carb
Freitag	frei	frei	Low Carb
Samstag	1 h GA, 4 x 2 Min EB	frei	High Carb
Sonntag	1–2 h GA nüchtern	frei	Low carb

WOCHE 10	AUSDAUER	KRAFT	ERNÄHRUNG
Montag	frei	frei	Low Carb
Dienstag	0,5 h GA nüchtern	frei	Low Carb
Mittwoch	frei	frei	Low Carb
Donnerstag	frei	frei	High Carb
Freitag	frei	30 Min 40/20 mit *Chrunch auf Ball (4), Kniebeuge (9), Brücke auf Ball (6), Twist (21)*	High Carb
Samstag	1 h GA mit 2 x 15 Min SweetSpot	frei	High Carb
Sonntag	3 h GA	frei	Low carb

WOCHE 11	AUSDAUER	KRAFT	ERNÄHRUNG
Montag	frei	frei	Low Carb
Dienstag	frei	20 Min 40/20 mit *Planke (Übung 17), Kniebeuge (9), Brücke auf Ball (6), Twist (21)*	Low Carb
Mittwoch	1 h GA, 2 x 10 Min SweetSpot	frei	High Carb
Donnerstag	frei	frei	High Carb
Freitag	frei	20 Min 40/20 mit *Chrunch auf Ball (4), Kniebeuge (9), Brücke auf Ball (6), Twist (21)*	Low Carb
Samstag	1,5 h GA, 4 x 5 Min SweetSpot mit Tretfrequenz 70–80	frei	High Carb
Sonntag	2 h GA, 2 x 10 Min SweetSpot in jeder 2ten min. Wiegetritt	frei	High Carb

WOCHE 12	AUSDAUER	KRAFT	ERNÄHRUNG
Montag	frei	frei	Low Carb
Dienstag	frei	20 Min 40/20 mit *Chrunch auf Ball (4), Kniebeuge (9), Brücke auf Ball (6), Twist (21)*	Low Carb
Mittwoch	1 h GA, 2x5min 30/30 an der VO2max	frei	High Carb
Donnerstag	frei	20 Min 20 Min 40/20 mit *Planke (17), Aufsteiger (10), Brücke auf Ball (6), Twist (21)*	High Carb
Freitag	frei	frei	Low Carb
Samstag	1,5 h GA, 4 x 5 Min SweetSpot mit Tretfrequenz 70-80	20 Min 40/20 mit *Chrunch auf Ball (4), Sprungkniebeuge (12), Brücke auf Ball (6), Twist (21)*	High Carb
Sonntag	2 h GA, 2 x10 Min SweetSpot in jeder 2ten min. Wiegetritt	frei	High Carb

WOCHE 1	AUSDAUER	KRAFT	ERNÄHRUNG
Montag	1h GA mit 6–10 Sek Antritt alle 10min	frei	Low Carb
Dienstag	1h GA, 5x1 min EB	12 Min 30/30 mit *Frosch (Übung 1), Kniebeuge (9), Bear Walk (28), Swing (29)*	High Carb
Mittwoch	1h GA, 4x5 Min TF 60–70, Pause 5 Min mit TF >110	frei	Low Carb
Donnerstag	frei	frei	Low Carb
Freitag	1h GA, 2x5 Min SweetSpot	16 Min 30/30 mit *Frosch (1), Ausfallschritt (10), Bear Walk (28), Einarm-Swing (30)*	High Carb
Samstag	1h GA, 3x2 Min Sweet-Spot mit Tretfrequenz 70–80	frei	Low Carb
Sonntag	1,5 h GA, die ersten 30 Min nüchtern	frei	Low carb

WOCHE 2	AUSDAUER	KRAFT	ERNÄHRUNG
Montag	frei	frei	Low Carb
Dienstag	1h GA, 2x4 Min 15/15 VO2max	16 Min 30/30 mit *Frosch (1), Ausfallschritt (10), Liegestütz (22), Swing (29)*	High Carb
Mittwoch	1,5 h GA	frei	Low Carb
Donnerstag	morgens: 0,5 h nüchtern GA, abends: 1H GA	frei	Low Carb bis Nachmittag
Freitag	frei	16 Min 30/30 mit *Namen schreiben (7), Ausfallschritt (10), Twist (21), Einarm-Swing (30)*	High Carb
Samstag	1,5 h GA 6x1 Min EB mit TF>100	—	High Carb
Sonntag	2,5 h GA	frei	High Carb

WOCHE 3	AUSDAUER	KRAFT	ERNÄHRUNG
Montag	frei	frei	Low Carb
Dienstag	1 h GA, 4 x 5 Min EB	16 Min 40/20 mit *Crunch auf Ball (Übung 4), Ausfallschritt (10), Rudern (2), Swing (29)*	High Carb
Mittwoch	1 h GA, 2 x 10 Min SweetSpot	frei	Low Carb
Donnerstag	0,5 h GA nüchtern	frei	Low Carb bis Nachmittag
Freitag	frei	frei	Low Carb
Samstag	2 h GA, 2 x 10 Min EB	16 Min 40/20 mit *Namen schreiben (7), Ausfallschritt (10), Twist (21), Swing (29)*	High Carb
Sonntag	2 h GA, 5 Min EB, 15 Min SweetSpot	frei	High Carb

WOCHE 4	AUSDAUER	KRAFT	ERNÄHRUNG
Montag	0,5 h GA nüchtern	frei	Low Carb
Dienstag	frei	16 Min 40/20 mit *Namen schreiben (7), Ausfallschritt (10), Twist (21), Swing (29)*	Low Carb
Mittwoch	1,5 h GA, 3 x 10 Min SweetSpot	frei	High Carb
Donnerstag	1 h GA, 20min Sweet-Spot	frei	Low Carb bis Nachmittag
Freitag	0,5 h GA nüchtern	20 Min 40/20 mit *Planke, Kniebeuge mit Gewicht (14), Twist (21), Einarm-Swing (30)*	Low Carb
Samstag	frei	frei	High Carb
Sonntag	4 h GA, 6 x 5 Min EB	frei	High Carb

WOCHE 5

	AUSDAUER	KRAFT	ERNÄHRUNG
Montag	1 h GA, 2 x 6 Min 30/30 VO2max	frei	Low Carb
Dienstag	1 h GA, 4 x 1 Min VO2max, Pause 2 Min	20 Min 40/20 mit *Bergsteiger (Übung 18), Kniebeuge mit Gewicht (14), Twist (21), Swing (29)*	High Carb
Mittwoch	frei	frei	Low Carb
Donnerstag	1 h GA, 3 x 3 Min VO2max, Pause 5 Minuten	frei	Low Carb
Freitag	morgens: 0,5 h GA abends: 1 h GA, 2 x 6 30/30 VO2max	frei	Low Carb bis Nachmittag
Samstag	3 h GA, 2 x 4 Min 15/15 VO2max	frei	High Carb
Sonntag	frei	24 Min 40/20 *mit Planke (17), Ausfallschritt (10), Twist (21), Swing (29)*	High Carb

WOCHE 6

	AUSDAUER	KRAFT	ERNÄHRUNG
Montag	morgens: 0,5 h GA nüchtern abends: 1 h GA, 5 x 2 Min VO2max	frei	Low Carb bis Nachmittag
Dienstag	1 h GA, 3 x 6 Min 30/30 VO2max	16 Min 30/30 mit *Beine heben (19), Kniebeuge (9), Twist (21), Delfin (5)*	High Carb
Mittwoch	1,5 h GA, 3 x 6 30/30 VO2max	frei	Low Carb bis Nachmittag
Donnerstag	frei	frei	Low Carb
Freitag	1 h GA, 4 x 3 Min VO2max	24 Min 40/20 mit *Kniebeuge (9), Swing (29), Frosch (1), Liegestütz (22)*	High Carb
Samstag	1,5 h GA, 4 x 6 30/30 VO2max	frei	High Carb
Sonntag	1,5 h GA, 2 x 6 Min EB mit TF 70–80	frei	High Carb

WOCHE 7	AUSDAUER	KRAFT	ERNÄHRUNG
Montag	frei	frei	Low Carb
Dienstag	frei	20 Min 40/20 mit *Bergsteiger (Übung 18), Kniebeuge mit Gewicht (14), Twist (21), Swing (29)*	High Carb
Mittwoch	0,5 h GA nüchtern	frei	Low Carb bis Nachmittag
Donnerstag	1 h GA, 2 x 2 Min VO2max	frei	Low Carb
Freitag	1 h GA	frei	Low Carb bis Nachmittag
Samstag	frei	20 Min 40/20 mit *Twist (21), Kniebeuge mit Gewicht (14), Bergsteiger (18), Swing (29)*	High Carb
Sonntag	1 h GA, 6 Sekunden Antritt alle 10 Minuten	frei	High Carb

WOCHE 8	AUSDAUER	KRAFT	ERNÄHRUNG
Montag	frei	frei	Low Carb
Dienstag	frei	20 Min 40/20 mit *Windmühle (20), Kniebeuge mit Gewicht (14), Hampelmann (26), Swing (29)*	High Carb
Mittwoch	1 h GA, 1 x 3 Min 40/20 VO2max, 3 x 10 Sek Sprint, Pause 2 Min	frei	High Carb
Donnerstag	1,5 h GA, 5 Min all-out, 5–10 Min Pause, 20 Min all-out.	frei	High Carb
Freitag	frei	20 Min 40/20 mit *Bergsteiger (18), Kniebeuge mit Gewicht (14), Twist (21), Swing (29)*	High Carb
Samstag	1,5h GA	frei	High Carb
Sonntag	2h GA, 2 x 4 Min 30/30 VO2max	frei	High Carb

WOCHE 9	AUSDAUER	KRAFT	ERNÄHRUNG
Montag	0,5 h GA nüchtern	frei	Low Carb
Dienstag	frei	20 Min 40/20 mit *Bergsteiger (Übung 18), Ausfallschritt (10), Taucher (23), Swing (29)*	Low Carb
Mittwoch	1,5 h GA, 3 x 10 Min SweetSpot	frei	High Carb
Donnerstag	0,5 h GA nüchtern	frei	Low Carb bis Nachmittag
Freitag	frei	20 Min 45/15 mit *Crunch mit Ball (4), Kniebeuge mit Gewicht (14), Twist (21), Swing (29)*	Low Carb
Samstag	3 h GA, alle 20 Min 5 Sekunden Sprint	frei	High Carb
Sonntag	3h GA, nüchtern losfahren	frei	High Carb

WOCHE 10	AUSDAUER	KRAFT	ERNÄHRUNG
Montag	frei	frei	Low Carb
Dienstag	1 h GA, 3 x 6 30/30 VO2max	20 Min 45/15 mit *Windmühle (20), Ausfallschritt (10), Twist (21), Einarm-Swing (30)*	Low Carb bis Nachmittag
Mittwoch	1 h GA, 3 x 6 EB	frei	Low Carb bis Nachmittag
Donnerstag	frei	frei	Low Carb bis Nachmittag
Freitag	1 h GA, 4 x 2 Min VO2max	20 Min 45/15 mit *Crunch auf Ball (4), Aufsteiger (11), Hampelmann (26), Swing (29)*	High Carb
Samstag	2 h GA, 3 x 6 30/30 VO2max	frei	High Carb
Sonntag	3 h GA	frei	High Carb

WOCHE 11	AUSDAUER	KRAFT	ERNÄHRUNG
Montag	frei	frei	Low Carb
Dienstag	1 h GA, 4 x 5 Min EB	20 Min 40/20 mit *Bergsteiger (Übung 18), Ausfallschritt (10), Taucher (23), Swing (29)*	Low Carb bis Nachmittag
Mittwoch	1 h GA, 2 x 12 Min SweetSpot	frei	Low Carb bis Nachmittag
Donnerstag	frei	frei	Low Carb bis Nachmittag
Freitag	1 h GA, 2 x 10 Min EB	20 Min 45/15 mit *Crunch mit Ball (4), Kniebeuge mit Gewicht (14), Twist (21), Swing (29)*	High Carb
Samstag	2 h GA mit 2 x 15 Min SweetSpot	frei	High Carb
Sonntag	3h GA	frei	High Carb

WOCHE 12	AUSDAUER	KRAFT	ERNÄHRUNG
Montag	1 h GA	frei	Low Carb
Dienstag	frei	20 Min 45/15 mit *Windmühle (20), Ausfallschritt (10), Twist (21), Einarm-Swing (30)*	Low Carb
Mittwoch	0,5 h GA nüchtern	frei	Low Carb bis Nachmittag
Donnerstag	1 h GA, 2 x 2 Min VO2max	frei	Low Carb bis Nachmittag
Freitag	1 h GA, 3 x 5 Min SweetSpot	frei	Low Carb
Samstag	2h GA mit 2 x 15 Min SweetSpot	20 Min 45/15 mit *Crunch mit Ball (4), Kniebeuge mit Gewicht (14), Twist (21), Swing (29)*	High Carb
Sonntag	1 h GA, 6 Sekunden Antritt alle 10 Minuten	frei	High Carb

WOCHE 1	AUSDAUER	KRAFT	ERNÄHRUNG
Montag	1 h GA nüchtern	12 Min 30/30 mit *Frosch (Übung 1), Kniebeuge (9), Bear Walk (28), Swing (29)*	High Carb
Dienstag	1 h GA, 2 x 5 30/30 VO2max	frei	Low Carb
Mittwoch	0,5 h GA nüchtern	frei	Low Carb
Donnerstag	frei	16 Min 40/20 mit *Chrunch auf Ball (4), Kniebeuge (9), Brücke auf Ball (6), Twist (21)*	Low Carb
Freitag	0,5 h GA nüchtern	frei	Low Carb bis Nachmittag
Samstag	2 h GA, 2 x 5 30/30 VO2max	frei	High Carb
Sonntag	4 h GA, 2 x 10 Min TF>110	20 Min 40/20 mit *Bergsteiger (18), Kniebeuge mit Gewicht (14), Twist (21), Swing (29)*	High Carb

WOCHE 2	AUSDAUER	KRAFT	ERNÄHRUNG
Montag	frei	frei	Low Carb
Dienstag	1 h GA , 2 x 5 Min 30/30 VO2max	20 Min 40/20 mit *Bergsteiger (18), Kniebeuge (9), Twist (21), Swing (29)*	Low Carb bis Nachmittag
Mittwoch	0,5 h GA nüchtern, abends: 1,5 h GA, 8 x 2 Min EB, Pause 3min	frei	3 h nach dem Nüchterntraining High Carb
Donnerstag	0,5h GA nüchtern	frei	Low Carb
Freitag	frei	20 Min 40/20 mit *Bergsteiger (18), Ausfallschritt (10), Twist (21), Einarm-Swing (30)*	Low Carb bis Nachmittag
Samstag	3 h GA, 3 x 5 Min 30/30	frei	High Carb
Sonntag	4h GA, 2x10min TF>110	frei	High Carb

WOCHE 3	AUSDAUER	KRAFT	ERNÄHRUNG
Montag	1 h GA nüchtern	20 Min 40/20 mit *Bergsteiger (Übung 18), Kniebeuge mit Gewicht (14), Twist (21), Swing (29)*	Low Carb
Dienstag	frei	frei*)*	Low Carb bis Nachmittag
Mittwoch	1 h GA, 2 x 5 30/30 VO2max	frei	3 h nach dem Training erst High Carb
Donnerstag	1 h GA nüchtern	frei	Low Carb
Freitag	frei	20 Min 40/20 mit *Bergsteiger (18), Kniebeuge mit Gewicht (14), Delfin (5), Einarm-Swing (30)*	Low Carb bis Nachmittag
Samstag	2 h GA, 2 x 5 30/30 VO2max	frei	High Carb
Sonntag	4 h GA, 2 x 10 Min TF>110	frei	High Carb

WOCHE 4	AUSDAUER	KRAFT	ERNÄHRUNG
Montag	frei	frei	High Carb
Dienstag	1,5 h GA, 6 x 5 EB	frei	High Carb
Mittwoch	1 h GA, 2 x 10 EB	frei	3 h nach dem Training erst High Carb
Donnerstag	frei	frei	Low Carb
Freitag	1,5 h GA, 8 x 5 EB	frei	High Carb
Samstag	2 h GA, 2 x 10 SweetSpot	frei	High Carb
Sonntag	2 h GA, 20 Min EB	1frei	High Carb

WOCHE 5	AUSDAUER	KRAFT	ERNÄHRUNG
Montag	frei	frei	Low Carb
Dienstag	1 h GA nüchtern, 2 x 5 EB	20 Min 45/15 mit *Crunch mit Ball (Übung 4), Kniebeuge mit Gewicht (14), Twist (21), Swing (29)*	Low Carb bis Nachmittag
Mittwoch	2 h GA, 3 x 10 Min SweetSpot	frei	Low Carb bis Nachmittag
Donnerstag	frei	frei	Low Carb
Freitag	frei	20 Min 45/15 mit *Crunch auf Ball (4), Aufsteiger (11), Hampelmann (26), Swing (29)*	Low Carb bis Nachmittag
Samstag	2 h GA, 4 x 5 Min SweetSpot	frei	High Carb
Sonntag	3 h GA	frei	High Carb

WOCHE 6	AUSDAUER	KRAFT	ERNÄHRUNG
Montag	1 h GA nüchtern	frei	Low Carb bis Nachmittag
Dienstag	frei	24 Min 40/20 mit *Planke (17), Ausfallschritt (10), Twist (21), Swing (29)*	Low Carb
Mittwoch	morgens: 0,5 h GA nüchtern, abends: 1 h GA, 2 x 5 30/30	frei	Low Carb bis Nachmittag
Donnerstag	2 h GA, 1x10 SweetSpot	frei	Low Carb
Freitag	1 h GA	20 Min 45/15 mit *Crunch mit Ball (4), Kniebeuge mit Gewicht (14), Twist (21), Swing (29)*	Low Carb bis Nachmittag
Samstag	frei	frei	High Carb
Sonntag	4 h GA,20 Min SweetSpot	frei	High Carb

WOCHE 7	AUSDAUER	KRAFT	ERNÄHRUNG
Montag	frei	frei	Low Carb
Dienstag	1,5 h GA, 4 x 6 40/20 VO2max	20 Min 45/15 mit *Crunch auf Ball (Übung 4), Aufsteiger (11), Hampelmann (26), Swing (29)*	High Carb
Mittwoch	1,5 h GA, 4 x 2 Min VO2max	frei	High Carb
Donnerstag	frei	frei	Low Carb
Freitag	1,5 h GA, 4 x 7 4 0/20 VO2max	20 Min 45/15 mit *Crunch auf Ball (4), Aufsteiger (11), Hampelmann (26), Swing (29)*	High Carb
Samstag	1,5 h GA, 3 x 3 Min VO2max	frei	High Carb
Sonntag	frei	frei	Low Carb

WOCHE 8	AUSDAUER	KRAFT	ERNÄHRUNG
Montag	1,5 h GA, 4 x 8 40/20 VO2max	20 Min 45/15 mit *Crunch auf Ball (4), Aufsteiger (11), Hampelmann (26), Swing (29)*	High Carb
Dienstag	1,5 h GA, 2 x 4 Min VO2max	frei	High Carb
Mittwoch	frei	frei	Low Carb
Donnerstag	1,5 h GA, 4 x 9 40/20 VO2max	24 Min 40/20 mit *Planke (17), Ausfallschritt (10), Twist (21), Swing (29)*	High Carb
Freitag	1,5 h GA, 3 x 5 30/30 VO2max	frei	High Carb
Samstag	frei	frei	Low Carb
Sonntag	2 h GA, 4 x 10 40/20 VO2max	frei	High Carb

WOCHE 9	AUSDAUER	KRAFT	ERNÄHRUNG
Montag	frei	20 Min 45/15 mit *Crunch mit Ball (Übung 4), Kniebeuge mit Gewicht (14), Planke (17), Einarm-Swing (30)*	Low Carb
Dienstag	0,5 h GA nüchtern	frei	Low Carb bis Nachmittag
Mittwoch	2 h GA, 2 x 10 Min TF>110	frei	High Carb
Donnerstag	frei	20 Min 45/15 mit *Crunch mit Ball (4), Ausfallschritt (10), Twist (21), Swing (29)*	Low Carb
Freitag	frei	frei	Low Carb
Samstag	1,5 h GA, 2 x 5 15/15 VO2max	frei	High Carb
Sonntag	4 h GA	frei	High Carb

WOCHE 10	AUSDAUER	KRAFT	ERNÄHRUNG
Montag	frei	frei	High Carb
Dienstag	frei	20 Min 45/15 mit *Crunch mit Ball (4), Kniebeuge mit Gewicht (14), Schulterpresse (25), Swing (29)*	High Carb
Mittwoch	2 h GA, 1 x 5 30/30, 3 x 10 Sek Sprint, Pause 2 Min	frei	High Carb
Donnerstag	2 h GA, 5 Min all-out, 5–10 Min Pause, 20 Min all-out	frei	High Carb
Freitag	frei	20 Min 45/15 mit *Crunch mit Ball (4), Kniebeuge mit Gewicht (14), Schulterpresse (25), Einarm-Swing (30)*	High Carb
Samstag	3 h GA	frei	High Carb
Sonntag	4 h GA	frei	High Carb

WOCHE 11	AUSDAUER	KRAFT	ERNÄHRUNG
Montag	0,5 h GA nüchtern	frei	Low Carb
Dienstag	frei	20 Min 45/15 mit *Planke (Übung 17), Kniebeuge mit Gewicht (14), Schulterpresse (25), Swing (29)*	Low Carb bis Nachmittag
Mittwoch	2 h GA, 3 x 6 40/20 VO2max	frei	High Carb
Donnerstag	2 h GA, 3 x 6 EB	frei	High Carb
Freitag	frei	20 Min 45/15 mit Crunch mit *Ball (4), Ausfallschritt (10), Schulterpresse (25), Einarm-Swing (30)*	Low Carb
Samstag	4 h GA, 3 x 6 40/20 VO2max	frei	High Carb
Sonntag	4 h GA, 2 x 20 Min SweetSpot	frei	High Carb

WOCHE 12	AUSDAUER	KRAFT	ERNÄHRUNG
Montag	1 h GA nüchtern	frei	Low Carb
Dienstag	frei	20 Min 50/10 mit *Crunch mit Ball (4), Kniebeuge (9), Schulterpresse (25), Einarm-Swing (30)*	Low Carb
Mittwoch	frei	frei	Low Carb
Donnerstag	1 h GA nüchtern	frei	Low Carb bis Mittag
Freitag	frei	20 Min 45/15 mit *Crunch mit Ball (4), Kniebeuge mit Gewicht (14), Schulterpresse (25), Swing (29)*	High Carb
Samstag	3 h GA, 3 x 5 Min EB, TF 70–80	frei	High Carb
Sonntag	3 h GA, 3 x 15 Min SweetSpot	frei	High Carb

Alles, was Biker brauchen

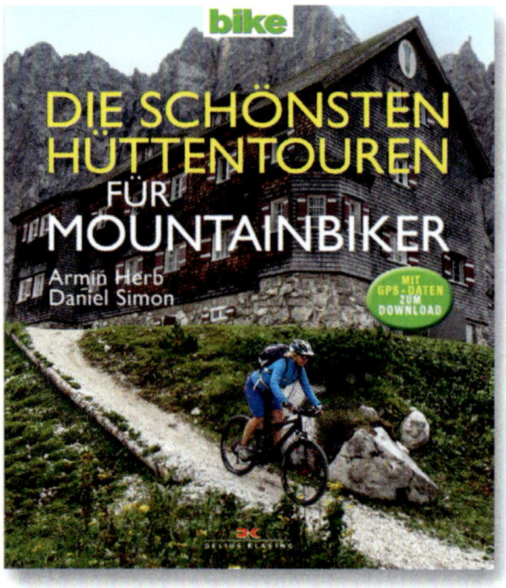

Armin Herb / Daniel Simon
Hüttentouren für Mountainbiker
ISBN 978-3-667-10140-2

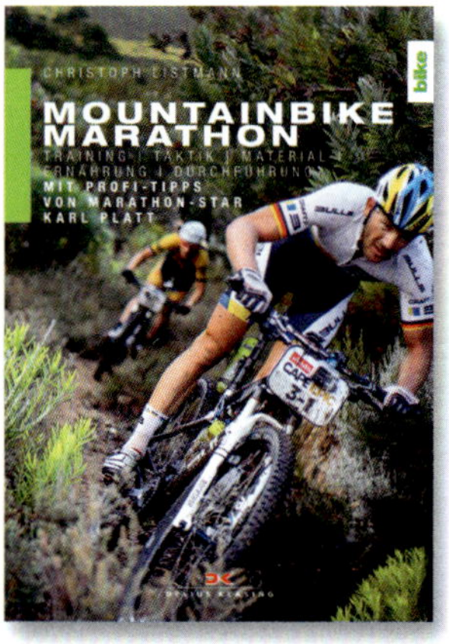

Christoph Listmann
Mountainbike-Marathon
ISBN 978-3-667-10325-3

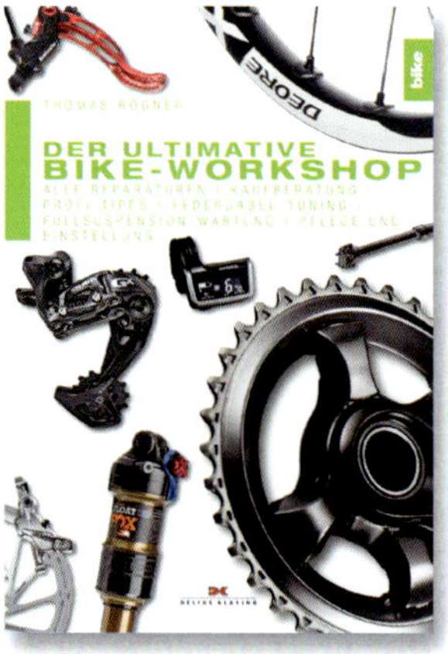

Thomas Rögner
Der ultimative Bike-Workshop
ISBN 978-3-667-10457-7

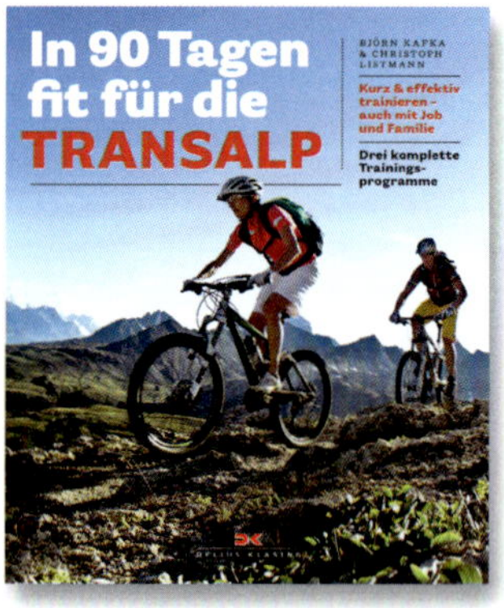

Björn Kafka / Christoph Listmann
In 90 Tagen fit für die Transalp
ISBN 978-3-7688-3590-9

Im Handel oder unter www.delius-klasing.de

DELIUS KLASING